心臓リハチーム医療

先導施設のノウハウとクリニカルパス集

JHC

Japan Heart Club

発刊に寄せて

最近，心臓リハビリテーションの重要性の理解が増し，新たに心臓リハビリテーション室を開設する施設が増えた．われわれの病院にも，毎月といって良いほど多くの見学者が訪れ，施設や運営方法について質問を受ける．確かに，初めて心臓リハビリテーションを開始するにあたっては，先行する施設の見学は極めて有用と思われる．しかし，自分の施設の病床数や対象となる患者数，施設の広さやスタッフの職種や数など，必ずしも見学した施設と同じ訳ではない．さらに，既に心臓リハビリテーションを行っていても，他の施設の運営方法やクリニカルパスなどが分かれば，大いに参考となるに違いない．

また，多職種の協働作業である心臓リハビリテーションは，まさにチーム医療そのものであり，円滑に運営するためには，各施設共に試行錯誤の上，色々な工夫がされている．そこで，本書では総合病院や専門病院，循環器科クリニックなど，先行して心臓リハビリテーションを行っている医療機関の規模や形態ごとに，運営のノウハウを開示していただき，新たに心臓リハビリテーションを始める方たちへの参考となること目指した．また，見学に行く場合でも，本書を参考に施設を選んでいただければ幸いである．

本書を作成するにあたり，編者の池亀俊美さんをはじめ，多くのジャパンハートクラブの会員に協力を頂いた．紙面を借りて深謝する次第である．

2014 年 7 月

公益財団法人日本心臓血圧研究振興会附属榊原記念病院
伊東　春樹

Content

北海道大学病院

循環器内科　**絹川真太郎**（講師）

1. 施設紹介

①施設紹介

北大病院では2007年に心臓リハビリテーション施設基準Iを取得し，本格的に心臓リハビリテーションが始まった．循環器内科医師，リハビリテーション部理学療法士および看護師が中心となって，心臓リハビリテーションプログラムを実践している．循環器内科における年間延べ入院患者は約550名であり，これらの入院患者のリハビリテーションを行うとともに，外来通院リハにも対応している．2012年の新規リハビリテーション導入患者は162件で，のべ5,191件，10,414単位であった．これは年を追うごとに増加しており，ニーズの高さが伺われる．北大病院循環器内科には，重症心不全症例が多く，心臓リハビリテーション全体の70%が心不全症例となっている．

②チームアプローチの実際

多職種（医師・理学療法士・看護師・栄養士・薬剤師）からなるそれぞれの患者中心の心リハチームを編成している．「病態評価」「運動耐容能評価」「服薬管理」「栄養管理」「減塩指導」「体重管理」「危険因子管理」「禁煙指導」「心理・社会的側面の管理」「生活活動指導」「運動プログラム作成」の各項目をそれぞれの職種が分担し，評価・指導を行っている．これらは，心臓リハビリテーション学会のリハビリテーション実施計画書に基づいて行われている．全職種によるカンファレンスは毎月1回行われ，それぞれの患者の問題点，指導内容を共有している．

2. 心臓リハビリテーションの特徴とプログラム

当院では，心不全患者用のクリニカルパスを導入したところである（表1）．まだまだ，検証が十分ではないが，比較的使いやすいパスとなっている．心不全患者は極めて多様な運動耐容能を呈し，画一的に作成するのが難しい．我々のパスは，心不全に対する点滴治療が必要な患者と，そうでない患者に分け，導入する形式となっている．それぞれのプログラムの期間は，初期には設定せずに，大きな到達目標を掲げ，その時点での運動耐容能を可能な範囲で評価することになる．この運動耐容能評価に基づいて，運動処方を行う．さらに，多職種共同の包括的なプログラムとして，心理的な評価，栄養指導，服薬指導から退院時の日常生活に関する注意点までの指導を盛り込み，長期的には心不全において重要な課題である繰り返し入院の予防を図ることを目標としている．

心臓リハビリテーション（心不全）
患者氏名（　　　　　）主治医（　　　　　）看護師（　　　　　）理学療法士（　　　　　）

	入院時−点滴離脱まで （　月　日−　月　日）	離床期 （　月　日−　月　日）	運動療法室でのリハ期 （　月　日−　月　日）	退院前 （　月　日−　月　日）
到達目標	心不全の病態・治療内容を理解できる 筋力の維持・運動耐容能の維持 点滴からの離脱	心臓リハビリテーションの重要性を理解できる 行動拡大	運動耐容能を理解することができる 塩分制限・水分制限・体重管理ができる	日常生活活動・運動許容条件を知る リハビリ継続の重要性を知る
運動耐容能評価	□立位足踏み試験 □下肢筋力	□200m歩行試験 □30m歩行試験	□CPX □6分間歩行	□CPX □6分間歩行
薬剤（点滴）	□強心薬（　　　） □血管拡張薬（　　　） □利尿薬（　　　）			
薬剤（内服）	□ACE阻害薬（種類：　量：　mg） □β遮断薬（種類：　量：　mg） □アルドステロン拮抗薬（種類：　量：　mg） □ループ利尿薬（種類：　量：　mg） □トルバプタン（量：　mg） □その他（種類：　量：　mg） □その他（種類：　量：　mg） □その他（種類：　量：　mg）	□薬剤の適正化	□薬剤の適正化	□服薬指導（薬剤師）
食事	□食事開始　□絶食 （内容：　cal　塩分　g　水分　mL）		□個人栄養指導（栄養士） □集団栄養指導（栄養士）	
安静度	□ベッド上　□病室内　□病棟内　□車いす護送	□病室内　□病棟内　□院内　□車いす護送		
心リハ	□ベッド上　□ベッドサイド　□病棟内	□ベッドサイド　□病棟内　□運動療法室		□外来継続　□自宅で継続　□他院
運動処方				
一般評価	□日常生活活動度（　METs） □MLWHF（　点） □PHQ-9（　点）		□睡眠時無呼吸の有無	□日常生活に関する注意点（看護師） □禁煙指導（看護師）
家族サポート				□在宅整備（ソーシャルワーカー）
心不全の治療目標				
説明	□病状について（主治医） □入院生活について（看護師） □持参薬の確認（薬剤師）	□心不全手帳の説明（看護師）	□BLS講義 □塩分に関する講義 □循環器講義 □心リハ講義 □栄養講義	□病状について（主治医）

表１　心不全患者用のクリニカルパス

3. 心臓リハビリテーション運営の実際

施設基準	☑ Ⅰ　□ Ⅱ	**心臓リハビリテーション指導士研修制度認定施設**	☑ あり　□ なし
対象とする時期	☑ 急性期　☑ 前期回復期　☑ 後期回復期　☑ 維持期（Medix Club □ あり　☑ なし）		
施設形態	☑ 大学病院　□ 専門病院　□ 総合病院　□ 有床診療所 / クリニック		
施設の概要	急性心筋梗塞収容数　約(20)人 / 年　心臓カテーテル検査(440)件 / 年　うち PCI(65)件 心臓外科手術(250)件 / 年　心臓リハビリテーション：入院(5600)単位 / 年　外来(5200)単位 / 年 CPX(心肺運動負荷試験)(263)件 / 年		

スタッフの内訳 (　)内数字は心臓リハビリテーション指導士数				
医師	常勤 5 / 非常勤 0 人（2）	臨床検査技師	常勤 0 / 非常勤 0 人（0）
看護師	常勤 8 / 非常勤 0 人（0）	薬剤師	常勤 0 / 非常勤 0 人（0）
理学療法士	常勤 5 / 非常勤 0 人（4）	管理栄養士	常勤 1 / 非常勤 0 人（0）
臨床心理士	常勤 0 / 非常勤 0 人（0）	ソーシャルワーカー	常勤 0 / 非常勤 0 人（0）
健康運動指導士	常勤 0 / 非常勤 2 人（0）	その他	常勤 0 / 非常勤 0 人（0）

【運動療法の種類】

	有酸素運動	
ウォーキング	☑ 有　□ 無	理学療法士とマンツーマンで廊下および階段歩行
エアロビクス	□ 有　☑ 無	
ステップエクササイズ	□ 有　☑ 無	
自転車エルゴメータ	☑ 有　□ 無	10 台
リカベント式自転車エルゴメータ	□ 有　☑ 無	
トレッドミル	☑ 有　□ 無	2 台
ニューステップ	□ 有　☑ 無	
その他		
	レジスタンストレーニング	
セルフトレーニング	☑ 有　□ 無	重錘を用いて，下肢のトレーニング
ボールトレーニング	□ 有　☑ 無	
チューブトレーニング	☑ 有　□ 無	セラバンド Ⓡ を実施
シーテッドロングロウ	□ 有　☑ 無	
チェストプレス	□ 有　☑ 無	
レッグプレス	□ 有　☑ 無	
その他		
	ストレッチ体操	
	☑ 有　□ 無	
【患者教室】		
心臓病教室	☑ 有　□ 無	月 6 回の集団講義
その他	集団栄養指導を月に 1 回	
【その他】		
屋内レクリエーション	□ 有　☑ 無	
屋外レクリエーション	□ 有　☑ 無	
リラクゼーション	□ 有　☑ 無	

岩手医科大学附属循環器医療センター

内科学講座　心血管・腎・内分泌分野　**熊谷亜希子**

1. 施設紹介

①施設紹介

岩手医科大学附属循環器医療センターは1997年5月20日に開院し，同時に設置された心臓リハビリテーション（以下心リハ）室が施設認定を受けた。開設から17年が経過した現在も医師，理学療法士，心リハ専任看護師の総合的な関わりによる心リハが継続されている．当施設の特徴としては心臓手術後，大血管術後の心リハが多くを占めることである．そのため毎日心臓外科医師が心リハカンファランスに参加し，患者の状態や見通しをスタッフ全員で共有しながらリハビリを行っている．年間約400例の開心術が行われているが，臥床に伴うデコンディショニング予防を目的にICUから心リハを開始し，一般病棟転棟後のプログラムにスムーズに移行出来るよう工夫を図っている．

②チームアプローチの実際

・多職種による運営の工夫

当施設では平日は毎朝，循環器内科，心臓外科，循環器小児科，循環器放射線科による合同カンファレンスが開催されている．心リハスタッフも参加し，知識のアップデートを図っている．また多くのスタッフがここでお互いの顔を知ることになり，職種間連携を円滑に行う重要な場となっている．

・カンファレンスの持ち方

合同カンファレンス終了後直ちに心リハカンファランスが開催される．ここでは心リハスタッフが作成したカンファランスシートを元に，医師，理学療法士，専任看護師が参加し，その日行われる心リハ内容が確認される．術直後などは容態に注意を要する患者も多く，医師や専任看護師から最新の情報が提供され心リハに反映されている．和やかな雰囲気で開催されることが多く，双方の疑問点などはここでディスカッションされ解消されることも少なくない．

2. 心臓リハビリテーションの特徴

現在は開心術後の急性期リハビリテーションを中心に行っている.

主治医の指示の元，対象患者を登録し，ICU 在室中から理学療法士，看護師が中心となって心リハを進めている．ICU では状態をみながら，座位，立位，歩行の順で進め，一般病棟への移行を図っている.

一般病棟で 200 ～ 500m 歩行まで合格すると，トレッドミルやエルゴメータによる定量的な運動療法に移行する．運動療法前に CPX による AT レベルの運動が推奨されているが，術後早期での AT レベルの運動強度でトレッドミル、エルゴメータを用いた運動は術創部周辺の筋肉への過負荷となり疼痛を訴える患者も少なくないことから，当センターでは術後早期には，低強度の負荷から開始し状態を見ながら負荷量を順次アップしている．可能な限りでは運動療法開始から 3 ～ 7 日後に CPX によって運動耐容能を評価し、AT を算出して退院後の運動療法継続の指導を行っている.

3. 心臓リハビリテーション運営の実際

施設基準	☑ Ⅰ ☐ Ⅱ	**心臓リハビリテーション指導士研修制度認定施設**	☑ あり ☐ なし
対象とする時期	☑ 急性期 ☐ 前期回復期 ☐ 後期回復期 ☐ 維持期（Medix Club ☐ あり ☑ なし）		
施設形態	☑ 大学病院 ☐ 専門病院 ☐ 総合病院 ☐ 有床診療所 / クリニック		
施設の概要	急性心筋梗塞収容数 約(143)人 / 年 心臓カテーテル検査(909)件 / 年 うち PCI(512)件 心臓外科手術(362)件 / 年 心臓リハビリテーション：入院(1000)単位 / 年 外来(0)単位 / 年 CPX(心肺運動負荷試験)(43)件 / 年		

スタッフの内訳 ( )内数字は心臓リハビリテーション指導士数				
	医師	常勤 3 / 非常勤 0 人（ 3 ）	臨床検査技師	常勤 0 / 非常勤 0 人（ 1 ）
	看護師	常勤 1 / 非常勤 0 人（ 0 ）	薬剤師	常勤 0 / 非常勤 0 人（ 0 ）
	理学療法士	常勤 2 / 非常勤 0 人（ 1 ）	管理栄養士	常勤 0 / 非常勤 0 人（ 0 ）
	臨床心理士	常勤 0 / 非常勤 0 人（ 0 ）	ソーシャルワーカー	常勤 0 / 非常勤 0 人（ 0 ）
	健康運動指導士	常勤 0 / 非常勤 0 人（ 0 ）	その他	常勤 0 / 非常勤 0 人（ 0 ）

【運動療法の種類】		
	有酸素運動	
ウォーキング	☑ 有 ☐ 無	1 周 100ｍの病棟の廊下を使用 100 ～ 200ｍ歩行対象者に行う
エアロビクス	☐ 有 ☑ 無	
ステップエクササイズ	☐ 有 ☑ 無	
自転車エルゴメータ	☑ 有 ☐ 無	FUKUDA DENSHI well Bike を 4 台設置 運動耐容能に応じて 0 ～ 30W を 5 ～ 30 分程度
リカベント式自転車エルゴメータ	☐ 有 ☑ 無	
トレッドミル	☑ 有 ☐ 無	FUKUDA DENSHI MAT-7000
ニューステップ	☐ 有 ☑ 無	
その他		
	レジスタンストレーニング	
セルフトレーニング	☐ 有 ☑ 無	
ボールトレーニング	☐ 有 ☑ 無	
チューブトレーニング	☑ 有 ☐ 無	セラバンドを貸与して使用
シーテッドロングロウ	☐ 有 ☑ 無	
チェストプレス	☐ 有 ☑ 無	
レッグプレス	☑ 有 ☐ 無	NIHON MEDIX THRAPEUTIC EXERCISE
その他		
	ストレッチ体操	
	☐ 有 ☑ 無	
【患者教室】		
心臓病教室	☐ 有 ☑ 無	
その他		
【その他】		
屋内レクリエーション	☐ 有 ☑ 無	
屋外レクリエーション	☐ 有 ☑ 無	
リラクゼーション	☐ 有 ☑ 無	

心臓外科手術後　リハビリテーションプログラム

病日*1	リハビリの場所	検査・負荷試験*2	リハビリテーション動作		介護・ケア・食事		その他
			病棟・病室内動作	運動療法			
0	ICUオープンスペース		受動座位			水分のみ	
1	ICU個室または一般病棟		自分で食事 ベッド上自由		全身清拭	全粥など	テレビ・ラジオ可
2	一般病棟	立位・室内歩行試験	室内自由 室内便器使用可		立位体重測定 検査は車いす	普通食	新聞・雑誌可
3		100m歩行試験	病棟内自由	100m歩行×3回/日*3			ロビーで談話可
4		200m歩行試験	院内自由	200m歩行×3回/日			
5～6	リハビリ室	心肺運動負荷試験					
7～10		運動処方	シャワー可	200m歩行×3回/日			
11～13			入浴可	エルゴメータによる運動療法（0～30W）			
14						退院指導	

*1　合併症がない場合の標準コースである．高齢者や緊急症例，術前のADLが低下している場合は個別の対応としている．

*2　負荷試験では前・直後・3分後に心電図記録，血圧測定，症状の確認を行う．

*3　歩行速度は60m/分とする．

国立大学法人
東北大学病院

内部障害リハビリテーション科・リハビリテーション部
上月正博，森　信芳，河村孝幸
鈴木文歌，高橋珠緒，及川珠美
納屋　幸，阿部将之，坂田佳子
伊藤　修

1. 施設紹介

①施設紹介

東北大学病院（57 診療科，1267 床）のリハビリテーション（リハ）科のベッド数は 44 床で，リハ部の理学療法士 24 名，作業療法士 7 名，言語聴覚士 6 名とともに心リハ診療を行っている．当科は内部機能障害のリハを専門的に行うために平成 7 年にわが国で初めて設置された診療科で，20 年目を迎える．東北大学は大学院を重点化したため，内部障害リハ科の医師は障害科学専攻内部障害学分野に所属し，臨床，教育，研究のすべてを担当している．スタッフ 10 名，留学生 7 名を含む大学院生 28 名（うち日本人医師 4 名），の計 38 名が在籍中である．

当科では，心血管機能障害，呼吸機能障害，腎不全，肝疾患，造血幹細胞移植，糖尿病，高度肥満症，脳卒中などの患者のリハに力を入れている．5 ヶ月の外来通院型の回復期心臓リハに代わる 12 日間の入院型回復期心臓リハの確立，微弱電気刺激による心不全患者の筋力増強，透析中の運動療法の提唱など，患者負担の少ないリハを考案し普及に努めている．また，肝肺症候群のリハを世界で初めて確立し，わが国初を含む最多の脳死肺移植患者のリハを担当し，小児肝疾患の有効なリハの開発などを行ってきた．

②チームアプローチの実際

(1) 多職種による運営の工夫

パスを作成し，役割分担を明確化している．心臓リハの実施にあたっては，医師・看護師・理学療法士・管理栄養士・MSW（medical social worker）など，多くの職種がチームとして関わっている．リハ科病棟は，脳卒中・COPD・糖尿病重度肥満・高次機能障害・脊髄損傷患者など様々な障害を有した患者との混合病棟になっている．他の心臓リハ専門施設に比較すると，病棟内のまとまりに欠けるのは否めない一方で，他疾患のリハビリを行っている患者自身が様々な循環器系合併症を知る貴重な機会になっている．

(2) カンファレンスの持ち方

毎週火曜日午前に2時間ほどかけて，リハ関連職種すべてが集まるカンファレンスと多職種合同の入院患者総回診を行っている．カンファレンスでは，新入院患者紹介，退院患者報告，連絡・検討，医学部学生を交えて各職種持ち回りの講義が行われる．その他に，問題患者に関する担当者カンファレンスを適宜担当者が時間を決めて行っている．また，医師と看護師（毎月1回），医師と理学療法士（2か月に1回）の間の意見交換会を行い，チーム医療が円滑にいくように心がけている．一方，教室内ではスタッフ・大学院生全員のカンファランスと抄読会，研究発表会を毎週月曜日夕方2時間，勉強会・抄読会を毎週火曜日の昼食時1時間行っている．

2．心臓リハの特徴

心筋梗塞後，心臓手術後，狭心症・PCI後，心不全，人工心臓，大血管術後，大血管保存療法後，閉塞性動脈硬化症など，まさにすべての循環器疾患のリハを担当している．ここでは紙面の都合上，12日間の入院型回復期心臓リハと維持期リハを紹介する．

(a) 回復期心リハ

当科の心リハは，外来通院型リハと12日間の入院型回復期心リハの2つのパスで行っている．ここでは，特に力を入れている12日間の入院型回復期心リハを紹介する．

12日間の入院型回復期心リハは，①嫌気性代謝閾値（AT）レベルでの週5日間の監視型運動療法，②心筋梗塞の病態や危険因子，日常生活や復職などについて心リハ・チームのスタッフによる質疑応答を含む8回の少人数制講義，③個々の患者背景を考慮した退院前の個別指導から成り立っている（表1）．

1）心肺運動負荷試験と運動処方：亜最大負荷の呼気ガス分析心肺運動負荷試験結果に基づいて運動処方を作成する．運動前にはストレッチングを行う．運動療法の内容は，嫌気性代謝閾値（AT）レベルの90～100%の強度で，自転車エルゴメータを主体とした監視下運動療法を1回30分（前後にウォームアップ，クールダウンを入れて），1日2回，週5日間施行している．また，ATレベルの90～100%心拍数での院内外の歩行コースでの歩行訓練を1週目は1km，1日1回，2週目は1日2回行っている．歩行訓練の確認は看護師の業務であり，監視が必要な患者の歩行には付き添うことが多い．

2）患者教育：回復期心リハには，ほぼ毎日夕方から40～60分の小グループ形式の講義を行っている．講義内容は，①心臓の構造と心臓病・心臓リハについて，②動脈硬化と危険因子について，③心臓リハの効果について，④運動療法について（運動療法の効果，種目，時間，運動療法施行時の注意としての自己チェック，飲水，準備・整理体操，天候，服装など），⑤食事療法について（望ましい食生活，食品交換表に基づいた食事管理，実際の食事作り，献立など），⑥日常生活について（日常生活での注意点，排便，入浴，運転などの注意点，タバコ，アルコール，性生活など），

⑦ストレスについて（ストレスが心臓に及ぼす影響），⑧復職について（通勤や職場での運動量，注意点，不整脈，心不全などの自己チェック），などである．患者の興味に合わせて内容も変えている．講義は心臓模型，ビデオ，資料，独自に作成したテキスト（図１Ａ，図１Ｂ）を使いながら，主に主治医が行う形をとっている．疾患や生活全般の具体的な知識，対処法について説明を行い，その後具体的な患者の不安等に対し，質疑応答を行う．患者本人のみならず家族への指導も重要で，可能なかぎり家族の積極的な参加を促している．

3）週末外泊訓練および退院指導：日常生活復帰のための週末外泊訓練を行い，社会復帰後に想定される自動車の運転，通勤，趣味の活動，復職を想定した作業での24時間ホルター心電図を記録し，病院内生活では得られない危険徴候のスクリーニングを行っている．退院前には，病院の専任管理栄養士による１時間の個別栄養指導を行っている．退院前には基礎知識確認試験を再度施行し，退院時指導では，主治医と看護師が個々の患者およびその家族に対し，身体機能や心理的，社会的背景を考慮した個別指導を施行している．内容は，それまでの検査成績に基づく，具体的な運動，服薬，生活全般，退院後の日常生活の活動範囲に関する指示，指導である．必要に応じてMSW（medical social worker）にも協力してもらっている．

4）退院後指導：退院１ヵ月後に，患者にリハ科外来を受診してもらい，日常生活や疾患に関しての問診，採血，心肺運動負荷試験，基礎知識確認試験を行い，退院後の患者の生活状態の把握と新しい運動処方の作成を行う．これらの結果を，患者自身，患者の通院先の外来主治医（主に開業医）ならびに循環器センター主治医にそれぞれ文書で通知し，生活様式改善達成度の確認や今後の医学的，社会的問題点のデータを共有しあう．以後，6ヵ月ごとにこれをくり返す．様々な疾患の患者をみなければならない通院先の外来主治医や，次々に救急患者が移送される循環器センター主治医が包括的な指導を行うことは時間的に極めて困難で，多くの犠牲を払わなくてはならず，病診連携のデメリットを補う意味でも当科の果たす役割は大きいと考える．

5）予後：当科で急性心筋梗塞後２週間入院型回復期心リハを実施した症例の平均経過年数は5年８カ月の時点での現在の生命予後，身体状況，生活習慣，不安尺度，QOLに関しても，生存率95%と高く，生存例の運動頻度は発症時より高率で，喫煙率は発症時より低率で，さらに状態不安尺度スコアは心リハ後の改善を維持していたという好ましい結果である．

このプログラムに参加する人はリハ意欲が高い人であるバイアスはあるとはいうものの，たった12日間の回復期心リハ・プログラム実施後の半年毎の検査結果および問診で判断する限り，回復期心リハ・プログラム終了後は少なくとも１年間，心リハのもたらす好ましい効果が持続していることが明らかになった．すなわち，この方法は，３～６ヶ月外来に回復期心リハとして通院させるという従来の形態よりも，患者に対する時間的束縛が少なく，病院に心リハ目的で通院しなくても，運動療法，食事療法，薬物療法などの包括的心リハを患者自身が行うことが出来るようになるという利点があると考える．

(b) 維持期心リハ

維持期心リハはメディックスクラブ仙台（会場：東北大学医学部会議室）にて行われている．メディックスクラブは日本心臓リハ学会の指導の下，地域を基盤とした組織による心臓リハ活動を実践する取り組みとして全国で展開している，仲間をつくって運動を行うことは離脱しないために有効な方法である．メディックスクラブ仙台ではマンパワーの問題で参加人数に制限を設けざるを得ない状況であるが，体重，血圧，歩数などの時系列データを自己省察し，定期的に報告することで，本人の気づきや問題点の把握修正につながり，運動耐容能の向上が得られた症例や，趣味を再開するきっかけとなった症例もある．集団型運動教室と併せて，運動習慣の定着や健康管理を促すような働きかけを心リハに加える事で，参加者が積極的に健康管理を行うことの意義を会得し，指導者は参加者の生活を知ることで，より適時で的確な生活提案が可能となることが示唆されている．

メディックスクラブ仙台での心リハの内容は，週 1 回の約 70 分間の集団型運動教室と「やってみよう，自宅で心臓リハビリ」と題した記録用紙を配布し，毎日の体重と血圧（朝・晩），体操や筋力運動の実施歩数運動消費カロリーなどを 2 週間ごとに報告する（図 2）．運動教室の内容は，イスを使った柔軟体操，2.5cm 刻みで高さ調節可能な踏み台を使った有酸素運動，セラバンドや自体重を用いた筋力運動である（図 3）．柔軟体操と筋力運動については自宅でも再現可能な種目を記した資料を配布し，参加者が選択，実践している．集団型運動教室の出席率は 58 ～ 100% である，すべての参加者が 1 年以上にわたって健康管理状況を記録提出している．全例で嫌気性代謝閾値の増加がみられ，その増加率は 6 ヵ月間で 12 ～ 30% である．ピーク時の酸素摂取量も概ね改善を認めている．

文　献

1）上月正博　編著．心臓リハビリテーション，医歯薬出版，2013
2）上月正博．施設紹介：東北大学大学院医学系研究科障害科学専攻内部障害学分野．JJCR 2011, 16：148-149
3）上月正博，他．東北大学病院内部障害心リハチーム．HEART nursing 2009，春季増刊，145-154
4）上月正博，伊藤　修　編著．イラストでわかる患者さんのための心臓リハビリ入門，中外医学社，2012
5）石田篤子，他．自己健康管理の定着化を目指したメディックスクラブ仙台での維持期心臓リハビリテーションの試み．心臓リハ　13：165-168, 2008

表1　入院型回復期心臓リハプログラム例

	予定	運動療法	講義
4月8日(月)	入院、一般検査	運動負荷試験	①目的説明
4月9日(火)	総回診 、採血、採尿	運動療法	② 疾患
4月10日(水)		運動療法	③ 運動療法
4月11日(木)		運動療法	④ 危険因子
4月12日(金)	24時間心電図をつけて外泊へ	運動療法	⑤ 日常生活
4月13日(土)	外泊		
4月14日(日)	外泊		
4月15日(月)		運動療法	⑥ ストレス
4月16日(火)	心エコー、総回診	運動療法	
4月17日(水)		運動療法	⑦ 食事療法
4月18日(木)	採血チェック	運動療法	⑧復職
4月19日(金)	栄養士による栄養指導		

生活習慣の改善と運動習慣をつけることを目標に 12 日間のプログラムを予定します。その他、日常生活の注意事項や危険因子との関連についても講義を行います。
胸部症状がある場合はいつでもお知らせください。
疑問点も担当医までお尋ねください。

内部障害　リハビリテーション科　高橋　珠緒

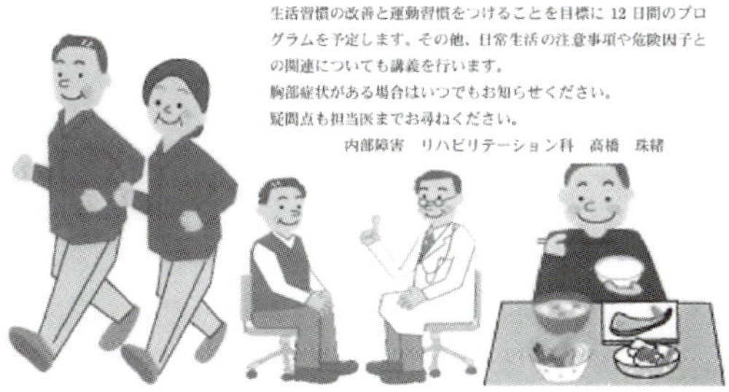

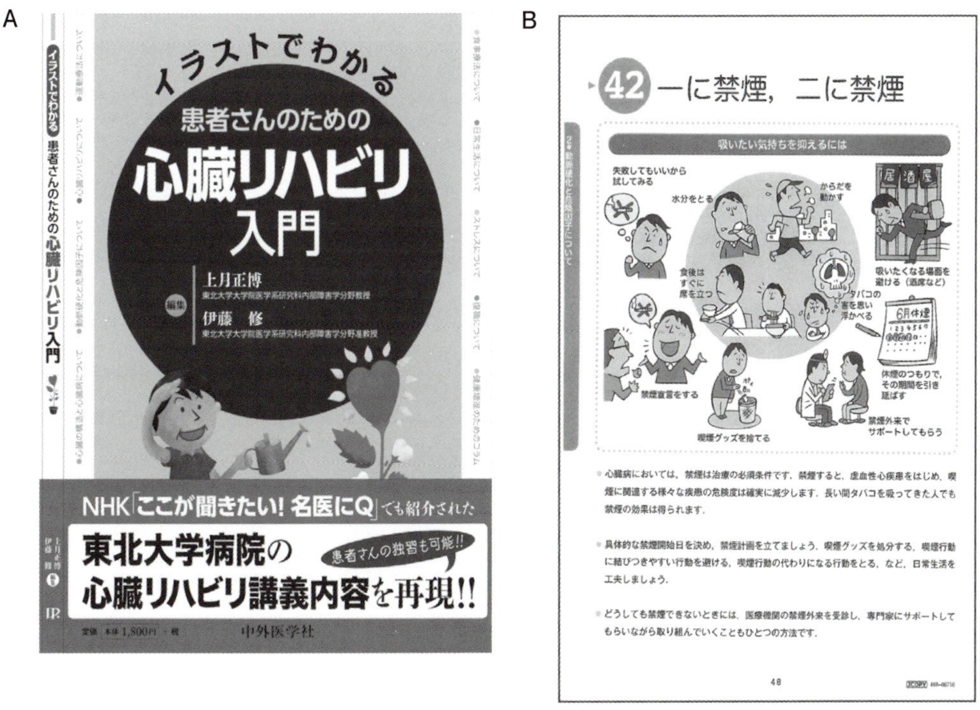

図1　患者教育に使用する本（文献4より引用）

やってみよう！自宅で心臓リハビリテーション

日付 1月	5(木)	6(金)	7(土)	8(日)	9(月)	10(火)	11(水)	12(木)	13(金)	14(土)	15(日)	16(月)	17(火)	18(水)
朝の体重（kg）	60.2	60.0	60.5	60.0	60.4	61.0	60.0	60.0	60.4	60.0	60.2	60.4	60.4	60.5
早朝血圧（上/下の血圧）	129/81	115/73	101/64	110/74	120/73	117/76	126/77	118/78	115/75	125/78	117/78	122/74	124/77	110/61
心拍数	72	75	78	76	74	70	76	68	84	76	70	72	88	77
朝の体操	○	○	○	○	○	○	○	×	○	○	○	○	○	○
筋トレ各15回x2 ① ボート漕ぎ（背部筋）	○	×	○	○	○	○	○		○	○	×	○	×	×
② 膝伸ばし（大腿四頭筋）	○	×	○	○	○	○	○		○	○	×	○	×	×
③ 股開き（中殿筋）	○	×	○	○	○	○	○		○	○	×	○	×	×
④ 腕振り（上肢全般）	○	×	○	○	○	○	○		○	○	×	○	×	×
⑤ スクワット（下肢全般）	○	×	○	○	○	○	○		○	○	×	○	×	×
寝る前の体操	○	×	○	○	○	○	○	×	○	○	○	○	○	×
夜の体重（kg）	61.4	61.5	60.4	61.0	61.5	61.2	61.0	61.5	61.0	61.2	61.0	61.5	61.4	61.5
寝る前血圧（上/下の血圧）	113/74	120/70	105/67	115/73	110/68	115/77	118/71	122/72	120/71	116/78	~~132/77~~ 117/75	109/72	124/72	109/65
心拍数	77	68	64	72	67	68	69	67	70	67	~~74~~ 72	81	78	76
1日の歩数	4.662	6.680	8.494	2.558	3.856	7.141	4.042	8.939	8.216	5.630	7.924	7.290	7.305	1.153
運動消費カロリー	115	170	214	56	91	191	93	230	197	133	194	178	192	23
総消費カロリー	1.462	1.645	1.612	1.677	1.527	1.753	1.565	1.683	1.848	1.539	1.574	1.679	1.730	1.435
今日の一言		大崎八幡に初詣	ウォーキング50分	非常に寒く、ウォーキング中止。	同左	市内		M.Cで運動	大崎八幡に松飾り持参		ウォーキング60分	同左30分	同左30分	風邪のためすべて休む

できた日は○

図２　自記式運動療法記録用紙（維持期心臓リハ）

運動が自分自身の生活の一部になるように，自身の体調や身体活動状況を記入し，提出していただいています．

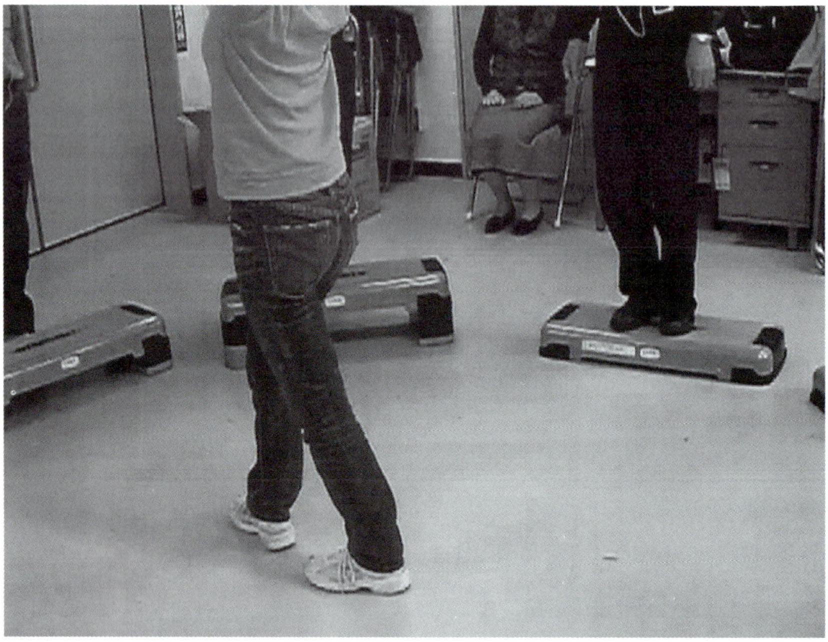

図３　高さ調節可能な踏み台を使った有酸素運動（維持期心臓リハ）

3. 心臓リハビリテーション運営の実際

施設基準	☑ Ⅰ □ Ⅱ	**心臓リハビリテーション指導士研修制度認定施設**	☑ あり □ なし
対象とする時期	☑ 急性期 ☑ 前期回復期 ☑ 後期回復期 ☑ 維持期（Medix Club ☑ あり □ なし）		
施設形態	☑ 大学病院 □ 専門病院 □ 総合病院 □ 有床診療所 / クリニック		
施設の概要	急性心筋梗塞収容数 約（　）人 / 年 心臓カテーテル検査（　）件 / 年 うち PCI（　）件 心臓外科手術（　）件 / 年 心臓リハビリテーション：入院（14044）単位 / 年 外来（1534）単位 / 年 CPX（心肺運動負荷試験）（　）件 / 年		

スタッフの内訳 （ ）内数字は心臓リハビリテーション指導士数	医師	常勤10/ 非常勤 0 人（ 4 ）	臨床検査技師	常勤 1 / 非常勤 0 人（ 0 ）
	看護師	常勤 3 / 非常勤 0 人（ 0 ）	薬剤師	常勤 0 / 非常勤 0 人（ 0 ）
	理学療法士	常勤13/ 非常勤 0 人（ 3 ）	管理栄養士	常勤 0 / 非常勤 0 人（ 0 ）
	臨床心理士	常勤 0 / 非常勤 0 人（ 0 ）	ソーシャルワーカー	常勤 0 / 非常勤 0 人（ 0 ）
	健康運動指導士	常勤 3 / 非常勤 0 人（ 3 ）	その他	常勤 0 / 非常勤 0 人（ 0 ）

【運動療法の種類】

有酸素運動		
ウォーキング	☑ 有 □ 無	
エアロビクス	□ 有 ☑ 無	
ステップエクササイズ	☑ 有 □ 無	Phase Ⅲ 心リハにて集団で行う
自転車エルゴメータ	☑ 有 □ 無	7台 Cateye EC-MD100 2 台 EC-3200 3 台 Seirok V67i 1 台 Seirok V67Ri 1 台
リカベント式自転車エルゴメータ	☑ 有 □ 無	1 台 三菱電機
トレッドミル	☑ 有 □ 無	1 台 MINATO AR-100
ニューステップ	□ 有 ☑ 無	
その他		

レジスタンストレーニング		
セルフトレーニング	☑ 有 □ 無	
ボールトレーニング	☑ 有 □ 無	
チューブトレーニング	☑ 有 □ 無	セラバンド ® を用いて集団で行う
シーテッドロングロウ	□ 有 ☑ 無	
チェストプレス	□ 有 ☑ 無	
レッグプレス	□ 有 ☑ 無	
その他		

ストレッチ体操		
	☑ 有 □ 無	

【患者教室】		
心臓病教室	☑ 有 □ 無	オリエンテーション毎週 1 回 入院時各項目で 8 回実施
その他		

【その他】		
屋内レクリエーション	□ 有 ☑ 無	
屋外レクリエーション	□ 有 ☑ 無	
リラクゼーション	☑ 有 □ 無	

学校法人 獨協学園

獨協医科大学日光医療センター

心血管リハビリテーション室 看護師 **藤原智亜紀**

1. 施設紹介

①施設紹介

当センターの心血管リハビリテーション室は2010年9月に開設し，入院中の急性期から退院後の回復期、維持期まで監視下運動療法を実施している．2013年4月からは，改修工事を行いトレーニングルーム（約58m^2）とエアロビクススタジオ（約70m^2）の2つの部屋を完備し，栃木県で初めてエアロビクス体操を心リハプログラムに取り入れ，週2回，専門インストラクター（エアロビクスインストラクター）の指導のもと実施している．トレーニングルームに設置してある機器は，サイクルエルゴメータ8台（モニター監視可能エルゴメータ5台），トレッドミル2台で，その他，集団教育が可能なカンファレンスルームや診察室と更衣室・シャワー室が併設されている．また，生理機能検査室に心肺運動負荷（CPX）装置がある．スタッフは，循環器内科医9名と，専属の理学療法士4名と看護師1.5名で構成されている．CPXによる運動処方に基づき，運動中の自覚症状（Borg指数，気分不快，整形外科的異常の有無等）を確認しながら，安全にかつ効果的な運動ができるように配慮している．

②チームアプローチの実際

・多職種による運営の工夫

当センターでは，多職種心リハカンファレンスを1回/週（月曜日）開催している．心リハ担当医師，看護師，理学療法士が中心となり，管理栄養士，糖尿病療養指導士，薬剤師が出席し，症例検討会と，運営について意見交換を行っている．また多職種の専門分野を生かし統一した患者教育を実現させるため，「心血管リハビリテーションガイドブック」を作成し，各職種が集団や個人教育に利用している．ガイドブックに沿った内容で週5日（月～金曜日）15時30分から約40分間，集団講義を開催している．個別教育としては，心リハ看護師が退院前や外来リハ時に必要項目を指導している．ベッドサイドで担当薬剤師が薬剤指導を実施し，予約制で管理栄養士が栄養指導を行っている．また，地域柄，高齢者が多いため，生活上での問題点等を抱えているケースに対しては，ガイドブックに社会資源利用方法を紹介し，ソーシャルワーカーによる医療相談を行っている.

・**カンファレンスの持ち方**

多職種心リハカンファレンスは1回/週（月曜日）実施し，症例検討会と連携改善のための話し合いを行っている．症例紹介では，前週の木曜日までに，症例紹介・問題提起を院内メールにてメンバー全員に一斉送信し，各職種の意見を電子カルテ内の多職種心リハ計画書へ入力しカンファレンス当日にその計画書を見ながら症例検討会を実施している．議事録は，多職種計画書のまとめの欄への入力と看護記録上へ記録し，電子カルテへ保存している.

運営については，心リハスタッフ内で運営方法の改善を目指し，業務進捗報告を定期的に開催し，多職種スタッフへ報告をしている.

2．チーム運営の実際，運動療法の種類

1）チーム運営の実際

当センターのリハビリテーション部は，臓器別3部門に分かれ，運動器・呼吸器・循環器の各部門で運営している．1回/月運営委員会を開催している．多職種との連携は心血管リハビリテーション部門より各部署（病棟・薬剤部・栄養部・地域連携部）へ連絡を図り，週1回の多職種心リハカンファレンスにて心血管リハビリテーションでの運営状況を報告している.

2）運動療法の種類

(1) 有酸素運動の種類

サイクルエルゴメータ

エアロビクス

(2) レジスタンストレーニング

セラバンド・ゴムボール（下肢筋力増強運動メインの全身運動）

マシーントレーニング（6種類）

(3) 歩行運動

トレッドミル

(4) 回復期・維持期プログラム　（約60分/回）

ウォーミングアップ　約10分

サイクルエルゴメータ+レジスタンストレーニング（20分+20分）

クールダウン　約10分

(5) PAD薬物運動療法

ウォーミングアップ　約10分

有酸素運動　トレッドミル+サイクルエルゴメータ or レジスタンストレーニング（20分+20分）

クールダウン　約10分

(6) エアロビクス

ウォーミングアップ　約10分

立位 or チェアエクササイズ（約20分休憩5分を挟む）

クールダウン　マットを使用したストレッチ　約10分

3．心臓リハビリテーションの特徴

当センターでは，通常の有酸素運動以外に，2013年4月からエアロビクスを導入している．また，高齢者でも自宅で行える運動療法ができるように，チェアエクササイズや低負荷でのレジスタンストレーニングを取り入れている．末梢動脈疾患患者に対し，積極的に薬物（ヘパリンとリポPGE 1）＋運動療法を実施し，有意な症状の改善を得ており，患者や医師からも好評である．治療開始前に，トレッドミル検査，血圧脈波，皮膚還流圧等の検査を実施し，入院中の２～３週間，午前・午後ヘパリンとリポPGE 1を投与後，約60分間のトレッドミルを利用した歩行運動とサイクルエルゴメーターを実施していく．入院し治療を行う事で，個別の栄養指導と禁煙指導等の患者教育を実施することができ，運動習慣の獲得や生活習慣改善に繋げられる．

4．プログラム提示と解説

1）心筋梗塞後

(1) 14日間プログラム

適応として，急性期の再灌流療法を行っている，ポンプ失調の合併症がなく（Killip Ⅰ）発症3回内に狭心症や著明なST変化がない，心室細動や心房粗細動のエピソードがない，Max CPKが3000 iu/me/ml以下，梗塞が広範前壁ではない，EF40%以上で心室瘤の形成のないものとする．ステップアップの基準として，自覚症状がないこと，心拍数が120/分以上にならないこと（または安静時に比して40/分以上上昇しないこと），危険な不整脈やST変化がないこと．血圧が室内では20mmHg以上、歩行では30mmHg以上上昇しないこと，とする．CPXは10～13日で施行し運動処方をおこなう．（表1参照）

2）大血管術後

(1) 大動脈瘤手術や大動脈ステント後のリハビリテーション

術後翌日朝から病棟内トイレ歩行を開始し、同日午後またはその翌日から歩行リハビリテーションを開始する．合併症がなければ大動脈瘤術後は6～7日で，ステント後なら3日で退院となる。発熱や傷の痛みが強い時にはリハビリテーションの進め方を患者に合わせて多少遅らせて調節する．

3）大血管保存療法後

(1) 急性大動脈解離（Stanford B型）のリハビリテーション

発症から48時間以内は絶対安静，それ以後安静を徐々に解除してリハビリテーションを開始する．収縮期血圧〈120 mmHg の管理，高齢者では譫妄や呼吸不全の管理にも注意を要する．全身状態，偽腔開存の有無，ulcer like projection の有無，大動脈最大外径，臓器虚血の有無，disseminated intravascular coagulation（DIC）の合併の有無をチェックし，日本循環器学会診療ガイドラインに沿ってリハビリテーションコース（標準，短期）を決定する．

急性大動脈解離（Stanford B）リハビリテーションプログラム

ステージ	コース	病日	リハ内容	安静度	活動・排泄・清潔
1	標準・短期	発症～2日	他動 30°	ベッド上	介助
2	標準・短期	3～4日	他動 90°	ベッド上	介助
3	標準・短期	5～6日	自力座位	ベッド上	歯磨き，洗面
4	標準・短期	7～8日	ベッドサイド足踏み	ベッドサイド便器	同上
5	標準	9～14日	50m 歩行	病棟トイレ	洗髪（介助）
	短期	9～10日	同上	同上	同上
6	標準	15～16日	100m 歩行	病棟歩	下半身シャワー
	短期	11～12日	同上	同上	同上
7	標準	17～18日	300m 歩行	病院内歩行	全身シャワー
	短期	13～14日	同上	同上	同上
8	標準	19～22日	500m 歩行	外出・外泊	入浴
	短期	15～16日	同上	同上	同上
		退院			

4）末梢動脈疾患（PAD）

QOL ならびに生命予後改善をめざして、積極的に動脈硬化危険因子の管理を行う．喫煙と糖尿病は末梢動脈疾患の強い危険因子である．禁煙できない PAD 患者に対しては，禁煙外来や禁煙教室を開き，家族の協力を得て禁煙指導を行う．肥満者には減量を、脂質異常症には LDL コレステロール〈100 mg/dl を目標に食事療法＋脂質改善薬を，糖尿病では HbAlc〈7.0%（国際基準）を目標に血糖をコントロールし，高血圧患者では血圧〈140/90 mmHg を目標に減塩指導（＜ 6g/ 日）と薬物療法によるコントロールを行う．軽症から中等症（Fontaine Ⅰ，Ⅱ）では，運動療法と抗血小板薬の投薬を開始する．本疾患患者は，約半数に冠動脈疾患を合併するので，運動療法開始前に心電図をモニターしながら運動負荷試験を行い，狭心症症状，ST−T 変化や不整脈が出現しないことを確認する．

運動療法プログラム

①準備運動を 5 分施行

②最初は 3 ～ 5 分で跛行が出現する速度で 1 日約 30 分，間欠的な歩行運動を週に 3 回のペースでおこなう．中等度の跛行症状まで歩き続けてもらいその後休憩する．

疲労しすぎない程度の強度と持続時間を設定するようにする．数分の休憩後，下肢症状が消

表1　心筋梗塞14日間プログラム

パス経過日数	0	1	2	3	4	5	6	7
リハビリの場所		病　室				病　棟		
心リハ指示		Bed up 60° 受動座位	Bed up 90° 受動座位	自動座位 足踏み試験	立位・ 室内歩行	病棟1周*2 (約85m)	病棟2周	シャワー 負荷
検査*1		BP測定(前後)		ECG測定(前・後)				BP測定(前後)
安静度 (負荷試験合格)	ジャッジアップ 30°	ジャッジアップ 60°可	ジャッジアップ 90°可	自動端坐位可	室内歩行可	病棟トイレ 歩行可	病棟内 free	院内free (階段を除く)
移動		ストレッチャー		車椅子				独歩
食事		一部介助		自立				
排泄		Bed上			ポータブルトイレ	病棟トイレ歩行可		
清潔		全身清拭（ケア介助）				清拭可・洗面可（歯磨き・洗面・ひげそり） 洗髪（介助）		シャワー可
娯楽		TV・ラジオ			新聞・雑誌可			

バス経過日数	8	9	10	11	12	13～14
リハビリの場所	心リハ室					
検　査	モニター監視					CPX
心リハ指示	10W×5min	10W×10min	10W×15min	15W×15min	20W×15min	20W×20min

*1 初回排便時，前後ECGとなります　*2 病棟1周 約85m

失したら再び歩行運動をおこない，これを繰り返す．

③歩行運動終了後に整理体操5分施行．

次第に歩行時間を増加させ，その後は，万歩計で毎日の歩数をチェックし，運動日誌に記録をつけてもらうようにして，非監視下での運動療法へと移行していく．

5. 心臓リハビリテーション運営の実際

施設基準	□ I ☑ II	心臓リハビリテーション指導士研修制度認定施設	□ あり ☑ なし
対象とする時期	□ 急性期 ☑ 前期回復期 □ 後期回復期 □ 維持期（Medix Club ☑ あり □ なし）		
施設形態	☑ 大学病院 □ 専門病院 □ 総合病院 □ 有床診療所 / クリニック		
施設の概要	急性心筋梗塞収容数 約(80)人 / 年 心臓カテーテル検査(427)件 / 年 うち PCI(140)件 心臓外科手術(286)件 / 年 心臓リハビリテーション：入院(14808)単位 / 年 外来(8735)単位 / 年 CPX(心肺運動負荷試験)(200)件 / 年		

スタッフの内訳 ( )内数字は心臓リハビリテーション指導士数			
医師	常勤 9 / 非常勤 0 人（2）	臨床検査技師	常勤 1 / 非常勤 0 人（0）
看護師	常勤 2 / 非常勤 0 人（1）	薬剤師	常勤 1 / 非常勤 0 人（0）
理学療法士	常勤 4 / 非常勤 0 人（1）	管理栄養士	常勤 1 / 非常勤 0 人（0）
臨床心理士	常勤 0 / 非常勤 0 人（0）	ソーシャルワーカー	常勤 2 / 非常勤 0 人（0）
健康運動指導士	常勤 0 / 非常勤 0 人（0）	その他（エアロビクスインストラクター）	常勤 0 / 非常勤 1 人（0）

【運動療法の種類】		
	有酸素運動	
ウォーキング	□ 有 ☑ 無	
エアロビクス	☑ 有 □ 無	セルフトレーニングで 20～30 分 / 回指導 エアロビクスインストラクターと共に 50 分間
ステップエクササイズ	□ 有 ☑ 無	
自転車エルゴメータ	☑ 有 □ 無	well Bike BE-250 5 台，ergoline 3 台，運動処方にもとづき 20 分間
リカベント式自転車エルゴメータ	☑ 有 □ 無	AEROBIKE 2100R 1 台
トレッドミル	☑ 有 □ 無	運動処方にもとづき 20 分間
ニューステップ	☑ 有 □ 無	BIODEX 1 台
その他		
	レジスタンストレーニング	
セルフトレーニング	☑ 有 □ 無	ウォーキング，ストレッチを中心に理学療法士の指導で実施.（20～30 分）
ボールトレーニング	☑ 有 □ 無	ゴムボール（小型）を使用して，10 回 1 セットとし理学療法士の指導で実施
チューブトレーニング	☑ 有 □ 無	セラバンド ® を個人で購入してもらい理学療法士の指導で実施
シーテッドロングロウ	□ 有 ☑ 無	
チェストプレス	☑ 有 □ 無	Compass 1 台
レッグプレス	☑ 有 □ 無	Compass 1 台
その他	Compass レッグ EXT/FLEX 1 台，ヒップ AD/AB 1 台，トーソ EXT/FLEX 1 台，ローイング MF 1 台	
	ストレッチ体操	
	☑ 有 □ 無	下肢末梢から中枢にかけて 10 秒 1 回として実施
【患者教室】		
心臓病教室	☑ 有 □ 無	5 回 / 週（土・日のぞく）14 項目の教室内容
その他	2 回 / 月 心リハ介入以外（外来・入院患者）の方でも参加可能な教室を開催（30 分）	
【その他】		
屋内レクリエーション	□ 有 ☑ 無	
屋外レクリエーション	□ 有 ☑ 無	
リラクゼーション	☑ 有 □ 無	エアロビクススタジオにてストレッチ（クールダウン方法指導）

学校法人 昭和大学

昭和大学病院

循環器内科 木庭 新治（医 師）
循環器内科 正司 真（医 師）
リハビリテーションセンター 大久保圭子（理学療法士）
看護部 後藤 優子（看護師）
栄養科 中田 美江（管理栄養士）
循環器内科 小林 洋一（医 師）

1. 施設紹介

昭和大学病院では1997年10月心臓リハビリテーション（心リハ）外来を開設した[1)]．当初は週2回（月木または火金）自転車エルゴメータを用いた30分間の有酸素運動と生活指導を含めた約1時間のプログラムで行っていた．「心リハ生活日誌」をつけることを指導し，現在まで継続している患者も多い（図1）．2002年4月以降，月水金の週1－3回のプログラムに変更し，内容もストレッチ体操，エアロビクス運動やステップ運動等を加えた1時間のプログラムに変更した．2011年4月から，心不全患者を対象に入院早期からのベッドサイドの心リハを導入し，現在に至っている．また心臓血管外科と連携し，術前から心リハの説明を行っている．心リハ専用室は約66m^{2}で，自転車エルゴメータ9台をフル稼働している．現在，入院心リハ15～25人／月，外来心リハ10～15人／月が新規導入し，一日平均入院心リハ17人，外来心リハ32人の診療を行っている．

2. 維持期のリハビリと患者教育

保険診療期間終了後の維持期の心リハに関しては，地域の運動施設を利用しての運動習慣の維持を啓発している．1998年5月，品川区との試行事業として品川区の運動施設を利用し，月2回土曜日に心臓病教室（医師，薬剤師，管理栄養士による40分間の講義2コマと健康運動士による40分間の運動）を開催した[2)]．残念ながら，区の事業化が実現せず，約6年間継続し終了した．2008年2月よりNPO法人ジャパンハートクラブと連携し，昭和大学体育館で週1回運動教室を開始した．2010年5月より昭和大学病院の心リハ室に実施場所を変更し，2012年4月から火木の週2日に増やし，今日に至っている．患者教育のための心臓病教室は2003年11月から開催場所を昭和大学病院の研修室に移し，月1回土曜日に開催している．内容は心血管病や危険因子の理解，生活習慣の意義，運動や禁煙の効果の機序，食事の注意点など最新の情報を含めた年間プログラムである．

3. 心リハの実際

外来心リハのクリニカルパス（図2）は冠動脈疾患中心に作成したため，現在心不全患者用のパスを作成中である．入院中の心リハに関しては，疾患ごとのクリニカルパスを利用している．患者の病態からリスクを3段階に層別化し，リスクに応じて管理している．全身の動脈硬化（血管内皮機能，頸動脈エコー等），危険因子（家族歴，喫煙歴，高血圧，脂質異常，糖代謝異常，メタボリックシンドローム，慢性腎臓病，肺機能，睡眠呼吸障害），家族構成，運動習慣，食習慣，身体活動能力，不安・うつ尺度などを評価し，個々の患者の検査結果と管理目標を記載した実施計画書（図3）に基づいて毎月治療している．運動処方は心肺運動負荷試験，ボルグ指数または心拍数に基づいて行っている．心リハ実施中のイベントや心リハ期間終了時の改善度などを最終評価し，治療内容を検証している（図4）．

4. カンファレンス

隔週で他職種（医師，看護師，理学療法士，管理栄養士）参加のカンファレンスを実施し，問題点を共有し，診療に活かしている．

参考文献

1）心臓リハビリテーションチーム医療の実際　日本心臓リハビリテーション学会編　2000年10月24日発行，総合医学社
2）細川亜希子，長山雅俊：日本の心臓リハビリテーション　昭和大学病院の地域健康センターとの連携の実際．月刊ナーシング　2001，21(11)：88-92

平成 [illegible] 年 ・5月

	日　付	（曜日）	5/15（日）	5/16（月）	5/17（火）	5/18（水）	5/19（木）	5/20（金）	5/21
身体の状態	起床時の脈拍	平均/脱脈	57/0 /分	57/0 /分	57/0 /分	60/0 /分	57/0 /分	57/3 /分	60/1 /分
	運動時の脈拍	単一/脱脈	/ /分	8 ±3/3~6 /分	/ /分	88±3/0 /分	/ /分	/ /分	83±3 0 /分
	就寝時の脈拍	平均/脱脈	57/0 /分	54/0 /分	55/0 /分	62/0 /分	60/0 /分	59/ /分	56/0 /分
	胸　痛	時　間	なし	なし	なし	なし	なし	なし	なし
	動悸、息切れ等	時　間	なし	なし	なし	なし	なし	なし	なし
	むくみ	場　所	㊀無 足 顔 他	㊀無 足 顔 他	㊀無 足 顔 他	㊀無 足 顔 他	㊀無 足 顔 他	無 足 顔 他	㊀無 足 顔 他
	起床時の血圧	mm/Hg	106/63	110/66	111/62	105/66	104/61	104/62	101/60
	就寝時の血圧	mm/Hg	104/57	99/53	108/60	108/59	103/59	92/51	107/59
	尿回数/便回数	回　数	正下/一	正丁/一	正下/一	正丁/一	正丁/一	正丁/一	正下/一
	体重（体脂肪）	Kg/(%)	62.4（ ）	62.2（ ）	62.2（ ）	61.2（ ）	62.0（ ）	62.2（ ）	61.4（ ）
	起床時の体温		35.6	35.7	35.7	35.3	35.1	35.0	35.7
日常生活行動	食事内容 牛乳は低脂肪	朝　食	パン2枚 ヨウグルト トマト、レタス キャベツ キュウリ 茶牛乳、リンゴ	パン2枚 ヨウグルト トマト、レタス キャベツ キュウリ 茶牛乳、リンゴ	パン2枚 ヨウグルト トマト、レタス キャベツ キュウリ 茶牛乳、リンゴ	パン2枚 ヨウグルト キャベツ キュウリ 茶牛乳、リンゴ	パン2枚 ヨウグルト キャベツ キュウリ 茶牛乳、リンゴ	パン2枚 ヨウグルト キャベツ キュウリ トマト、レタス 茶牛乳、リンゴ	パン2枚 ヨウグルト トマト、レタス キャベツ キュウリ 茶牛乳、リンゴ
		昼　食	のり巻5ケ イナリ寿司 おにぎり1ケ なっとう とうふ1/2丁 リンゴ	ごはん1杯 ひじき煮 とうふ1/2丁 ブロコリイ そら豆 みかん	ごはん1杯 とうふ1/2丁 そら豆 ひじき煮 コンブ〃	ごはん1杯 鯖焼魚 海藻モズク アシタバ キャベツ漬	パン2ケ ジャムあん 海藻モズク イワシ煮 野菜いため	ごはん1杯 サバ焼魚 海藻モズク アシタバ 野菜イタメ	ごはん1杯 鯖焼魚 野菜煮 ひじき煮 トウモロコシ 西瓜
		夕　食	カレー1杯 エビフライ 生野菜 トマトミニ 枝豆 イチゴ ビスケット	ごはん1杯 サーモン1切 ひじき煮 コンブ 鯖煮 野菜煮	ごはん1/2杯 ぎょうざ3ケ キヌサヤ 野菜煮 ヒジキ キュウリ漬	中華そば パン1ケ キヌサヤ アシタバ キャベツ いため	ちらしごはん とうふ1/2丁 野菜煮 生野菜 みかん	ごはん1杯 鮭焼魚 野菜煮 トウモロコシ 生野菜 西瓜1切	カレーうどん 1杯 生野菜 キャベツ漬
	間　食	内　容							
	食　欲	有　無	有	有	有	有	有	有	有
	入　浴	○　×		○シャワー		○シャワー			○シャワー
	睡眠時間	時　間	8	7+(0.5)	7.5(0.5)	7.5	7(0.5)	7	6
	飲　酒	種類、量		昼	昼		昼		
	主な外出先								
	○＝飲、×＝忘	服　用	朝 昼 夕 夜	朝 昼 夕 夜	朝 昼 夕 夜	朝 昼 夕 夜	朝 昼 夕 夜	朝 昼 夕 夜	朝 昼 夕 夜
薬	定期口経薬	○　×	朝○ 夕○	朝○ 夕○	朝○ 夕○	朝○ 夕○	朝○ 夕○	朝○ 夕○	朝○ 夕○
	風邪（　　）	○　×							
	リスミー	○　×	夜○	夜○	夜○	夜○	夜○	夜○	夜○
診察検査	第三内科外来	時　間							
	薬診察	時　間							
	胸部 X-P	時　間							
	血液、尿検査	時　間							
	心電図	時　間							
	歯　科	時　間							
運動	万歩計	歩　数	7,500	6700	6100	10,700	5900	6600	9900
	心臓リハビリ	場　所		アスリエ		アスリエ			アスリエ
体調	運動時は自覚度	良好は無記		12 12		12 12			12 12
	備　考			エアロバイク 20W 5分 40W 30分 〃 25分から 脈拍僅か そのまま続る 20W 5分 トレッドミル 4.5Km 15分		エアロバイク 20W 5分 40W 30分 脈拍なし 20W 5分 トレッドミル 4.5Km 15分			エアロバイク 20W 5分 40W 30分 脈拍なし 20W 5分 トレッドミル 4.5Km 15分

図１　心リハ生活日誌の例

患者さんより許可を得て掲載

心臓リハビリテーション　　　リスク評価 ： 低 ・ 中 ・ 高

ID

	Stage 1	Stage2	Stage 3
日付	／ 〜 ／	／ 〜 ／	／ 〜 ／
期待される結果	リスク評価ができる	目標生活強度を達成できる	日常生活・職場の目標生活強度を達成することができる
アセスメント	現病歴・既往歴：心臓リハビリテーション計画書Ⅰ参照 リスクチャート （項目 ／ ／ 低 ／ 中 ／ 高） 左室駆出率 ／ % ／ □＞50% ／ □31−49% ／ □＜30% ショック・急性心不全の既往 ／ ／ □なし ／ □あり 慢性心不全の既往 ／ ／ □なし ／ □あり 不整脈：PVC short run NSVT ／ 安静時 運動誘発時 ／ □なし ／ □あり 　 ／ 既往 ／ □不整なし ／ □あり 運動耐容能：CPX Peak VO2 ／ METs ／ □＞21 ／ □14−21 ／ □＜14 運動中の血圧上昇不良 ／ ／ □なし ／ □あり 残存心筋虚血 ／ ／ □なし ／ □あり □○△部屋の温度設定の確認　□○△老研式活動能力指標の実施 □○△リハビリ開始前後で血圧測定実施 □○△リハビリ実施中の自覚症状のモニタリングとしてBorg指数確認、心臓リハビリテーション診療録参照 □○△リハビリ中の血圧・心拍数・心電図の観察 （ミギ ／ ヒダリ）握力 ／ 四頭筋筋力 ／ FRT ／ TUG	□○△リハビリ開始前後で血圧測定 □○△リハビリ実施中に自覚症状としてBorg指数の確認 □○△リハビリ中の血圧・心電図の観察 □○△めまいの有無確認 □○△胸痛・腹痛の有無確認　□○△目標生活強度（ METs） □○△呼吸困難感の有無確認 □○△意識障害の有無確認 □○△強い疲労感の有無確認 □○△ふらつきの有無確認 □○△チアノーゼ・顔面蒼白の有無確認 □○△薬の副作用の評価 □○△危険因子の管理の評価	□○△リハビリ開始前後で血圧測定 □○△リハビリ実施中に自覚症状としてBorg指数の確認 □○△リハビリ中の血圧・心電図の観察 □○△めまいの有無確認 □○△胸痛・腹痛の有無確認　□○△目標生活強度（ METs） □○△呼吸困難感の有無確認 □○△意識障害の有無確認 □○△強い疲労感の有無確認 □○△ふらつきの有無確認 □○△チアノーゼ・顔面蒼白の有無確認 □○△薬の副作用の評価 □○△危険因子の管理の評価 □○△社会復帰の評価 □○△老研式活動能力指標の実施 （ミギ ／ ヒダリ）握力 ／ 四頭筋筋力 ／ FRT ／ TUG
連続指示	運動処方： watt. AT−HR /min. 回/週 Load ①Warm up:First 5min ②Exercise:( )min ③Cool down:Last 5min 運動処方： watt. AT−HR /min. 回/週 Load ①Warm up:First 5min ②Exercise:( )min ③Cool down:Last 5min カルボーネン式　係数：0.2〜0.8	運動処方： watt. AT−HR /min. 回/週 Load ①Warm up:First 5min ②Exercise:( )min ③Cool down:Last 5min	運動処方： watt. AT−HR /min. 回/週 Load ①Warm up:First 5min ②Exercise:( )min ③Cool down:Last 5min
検査	・糖尿病・耐糖能の評価：75gOGTT： □開始時（ / ）・□開始5ヶ月後（ / ） ・FMD：開始時 □（ / ）・□開始5ヶ月後（ / ） ・心エコー： □開始時（ / ）・□開始5ヶ月後（ / ） ・頸動脈エコー： □開始時（ / ） ・ホルター心電図： □（ / ）□（ / ）□（ / ） ・ABPM： □（ / ）□（ / ） ・体液量・ABI： □開始時（ / ）・□開始2ヶ月後（ / ）・□開始5ヶ月後（ / ） ・CPX： □開始時（ / ）・□開始2ヶ月後（ / ）・□開始5ヶ月後（ / ）		
コンサルタント	栄養のアンケート： □○△開始時（ / ）・□○△終了時（ / ） 栄養相談：□開始時（ / ）・□開始5ヶ月後（ / ）		
説明・指導	□○△2次予防の為の心臓リハビリテーション参加と生活習慣改善への動機づけ □○△胸痛時の対処方法について確認 □○△患者の有する冠危険因子についての説明 □○△禁煙とその継続の必要性について説明 □○△日常生活での活動許容範囲について本人および家族への教育 □○△体重の自己管理について説明 □○△家庭での血圧測定の必要性と排便コントロールについて説明 □○△栄養相談後の食事療法の確認 □○△リハビリ総合実施計画書を作成し本人に説明	□○△禁煙とその継続について確認 □○△日常生活での活動許容範囲について本人に説明 □○△体重の自己管理について説明 □○△食事療法が守られているか確認・説明 □○△家庭での血圧測定の実施状況の確認 □○△排便コントロール実施の有無 □○△リハビリ総合実施計画書を作成し本人に説明	□○△禁煙継続や体重の自己管理の必要性について確認 □○△日常生活での活動許容範囲について本人に説明 □○△食事療法が守られているか確認・説明 □○△毎日の血圧測定の必要性が理解できているか確認 □○△排便のコントロールすることの理解度を確認 □○△リハビリ終了後の運動習慣継続について、説明 ・ジャパンハートクラブで開催している運動教室への参加 ・区の健康センターでの運動 ・自己にて運動習慣を確立 □○△リハビリ総合実施計画書を作成し本人に説明
バリアンス	無 ・ 有 （ グレードⅠ・Ⅱ・Ⅲ ） バリアンスコード	無 ・ 有 （ グレードⅠ・Ⅱ・Ⅲ ） バリアンスコード	無 ・ 有 （ グレードⅠ・Ⅱ・Ⅲ ） バリアンスコード
備考			
サイン	□指示Drサイン ○指示受けNsサイン　○Stageクリア時Nsサイン	□指示Drサイン ○指示受けNsサイン　○Stageクリア時Nsサイン	□指示Drサイン ○指示受けNsサイン　○Stageクリア時Nsサイン

図２　心リハクリニカルパス

08 月分

心臓リハビリテーション（処方箋）総合実施計画書

ＩＤ
氏名　　入院/外来

処方日　　年　月　日

主治医	リハ担当医	看護師	理学療法士	管理栄養士

開始日　年　月　日
30日　年　月　日
150日　年　月　日

診断名

□急性心筋梗塞　□陳旧性心筋梗塞　20　年　月　日　EF（　　）%
□不安定狭心症　CAG結果　max ck（　　）
□うっ血性心不全　BNP（　　）mg/dl　□狭心症
□閉塞性動脈硬化症　□PCI後
開胸心臓大血管手術　OPE日（20　年　月　日）
□冠動脈バイパス術（　　）　□心臓弁膜症（　　）
□大動脈疾患（　　）　□その他（　　）

冠危険因子
□高血圧症
□脂質異常症（□LDL≧140 and/or □HDL＜40 and/or □TG≧150mg/dl）
□喫煙歴　（□なし・あり：□現在　　本/日
□過去　　歳から　　歳 ×　　本/日
□家族歴　【2親等（父母・祖父母・兄弟姉妹・子・孫）以内の若年（≦55歳）発症冠動脈疾患 and/or 心臓突然死】
□メタボリックシンドローム：腹囲（　　）cm
□肥満（BMI≧25）　身長　　cm 体重　　kg
□糖尿病（HbA1c≧6.5% and/or FBS≧126mg/dl）
□75gOGTT（□IGT　□DM）
併発症
□慢性閉塞性肺疾患
□慢性腎臓病eGFR（　　）蛋白尿（　　）慢性腎不全／透析
□その他（　　）

現在の内服薬
□Ca拮抗薬（　　）□β遮断薬（　　）
□ACE阻害薬（　　）□α遮断薬（　　）
□ARB（　　）□他の降圧薬（　　）
□利尿薬（　　）□抗アルドステロン薬（　　）
□硝酸薬（　　）□ニコランジル（　　）
□頓服薬　□ニトロペン　□ミオコールスプレー
□脂質低下薬
（　　）
□糖尿病治療薬
（　　）
□抗不整脈薬（　　）
□抗血小板薬（　　）
□その他
（　　）

血液所見	HbA1c(NGSP)	中性脂肪	総コレステ	HDL-コレステ	LDL-コレステ	BNP	クレアチニン	BW(kg)	血圧(mmHg)
目標値	＜6.5%	＜150mg/dl	＜180mg/dl	＞40mg/dl	＜100mg/dl	＜40mg/dl	mg/dl		130/80
年　月　日									
年　月　日									

心肺運動負荷検査

	エルゴメーター (watt/min)	AT (Anearobic threshold) Load(watt)	VO2(ml/min/kg)	HR(回/分)	peak Load(watt)	VO2(ml/min/kg)	HR(回/分)	VE/VCO2	%予測値
年　月　日									
年　月　日									

栄養相談　□塩分制限食　□エネルギー制限食　□たんぱく制限食　□推定塩分量（　）g

リハ処方内容
□ベッド上　□立位　□病室内歩行　□病棟内歩行
□エアロビックス　□レジスタンス
□自転車エルゴメーター（　）watt
□ステップ運動

目標（退院時・　ヶ月後）

説明を受けた人：本人・家族（　　）
署名

説明者（Dr. Nrs. PT）署名：
説明日：　年　月　日

R-1-1 心臓リハビリテーション（処方箋）総合実施計画書

図３　心リハ実施計画書

氏名：

Date	運動処方	処方変更理由	Ergometer	Anaerobic threshold			Peak				
	Load (Warmup-Exercise-Cooldown)		(Watt/min)	Load (watt)	VO2 (ml/min/kg)	HR (/min)	Load (Watt)	VO2 (ml/min/kg)	HR (/min)	V̇E-V̇CO2	%予測値
20　年　月　日											
20　年　月　日											
20　年　月　日											
20　年　月　日											
20　年　月　日											
20　年　月　日											
20　年　月　日											
20　年　月　日											
20　年　月　日											
20　年　月　日											
20　年　月　日											
20　年　月　日											
20　年　月　日											
20　年　月　日											
20　年　月　日											
20　年　月　日											
20　年　月　日											
20　年　月　日											
20　年　月　日											
20　年　月　日											
20　年　月　日											
20　年　月　日											

評価　20　年　月　日 ______________________

____

継続 ・ 終了 ・ 中止　　サイン ____________

20　年　月　日 ______________________

____

継続 ・ 終了 ・ 中止　　サイン ____________

図４　運動処方と評価

5. 心リハビリテーション運営の実際

施設基準	☑ Ⅰ □ Ⅱ	**心臓リハビリテーション指導士研修制度認定施設**	□ あり ☑ なし	
対象とする時期	☑ 急性期 ☑ 前期回復期 ☑ 後期回復期 ☑ 維持期（Medix Club ☑ あり □ なし）			
施設形態	☑ 大学病院 □ 専門病院 □ 総合病院 □ 有床診療所 / クリニック			
施設の概要	急性心筋梗塞収容数 約(122)人 / 年 心臓カテーテル検査(1209)件 / 年 うち PCI(535)件 心臓外科手術(172)件 / 年 心臓リハビリテーション：入院(6290)単位 / 年 外来(11889)単位 / 年 CPX(心肺運動負荷試験)(333)件 / 年			
スタッフの内訳 （ ）内数字は心臓リハビリテーション指導士数	医師	常勤 2 / 非常勤 1 人（2）	臨床検査技師	常勤 0 / 非常勤 0 人（0）
	看護師	常勤 3 / 非常勤 0 人（0）	薬剤師	常勤 0 / 非常勤 0 人（0）
	理学療法士	常勤 1 / 非常勤 0 人（0）	管理栄養士	常勤 2 / 非常勤 0 人（1）
	臨床心理士	常勤 0 / 非常勤 0 人（0）	ソーシャルワーカー	常勤 0 / 非常勤 0 人（0）
	健康運動指導士	常勤 0 / 非常勤 0 人（0）	その他	常勤 0 / 非常勤 0 人（0）

【運動療法の種類】		
	有酸素運動	
ウォーキング	□ 有 ☑ 無	
エアロビクス	☑ 有 □ 無	CD に合わせて 10 分間実施
ステップエクササイズ	☑ 有 □ 無	1 台 STEPWELL® を用いることもあり
自転車エルゴメータ	☑ 有 □ 無	9 台
リカベント式自転車エルゴメータ	□ 有 ☑ 無	
トレッドミル	☑ 有 □ 無	1 台
ニューステップ	□ 有 ☑ 無	
その他		
	レジスタンストレーニング	
セルフトレーニング	□ 有 ☑ 無	
ボールトレーニング	□ 有 ☑ 無	
チューブトレーニング	□ 有 ☑ 無	
シーテッドロングロウ	□ 有 ☑ 無	
チェストプレス	□ 有 ☑ 無	
レッグプレス	□ 有 ☑ 無	
その他		
	ストレッチ体操	
	☑ 有 □ 無	ジャパンハートクラブの CD に併せて実施
【患者教室】		
心臓病教室	☑ 有 □ 無	月 1 回開催
その他		
【その他】		
屋内レクリエーション	□ 有 ☑ 無	
屋外レクリエーション	□ 有 ☑ 無	
リラクゼーション	□ 有 ☑ 無	

聖マリアンナ医科大学病院

循環器内科　大宮一人*
循環器内科　鈴木健吾
循環器内科　明石嘉浩
リハビリテーション部　井澤和大
リハビリテーション部　渡辺　敏
*現聖マリアンナ医科大学横浜市西部病院循環器内科

1. 施設紹介

①施設紹介

当院では，1989年に心疾患運動療法の施設認可を受けて心臓リハビリテーション（リハビリ）が開始されており，日本の中でも開始が古い施設の一つである．当時は急性心筋梗塞（AMI）のみが適応疾患であり，期間も3カ月間のみであった．当院は大学病院の救命救急センターの下にハートセンターが位置する．病院別館4階にCCU 6床およびpost CCUを有し，一般病棟が南北2フロアーとなっている．病棟は循環器内科と心臓血管外科の混合病棟であり，基本的には同じ病室に内科と外科の患者が入るようになっている．

当院は以前より理学療法士が中心となって心臓リハビリを行ってきている．現名古屋大学医学部保健学科教授の山田純生先生が在籍中に，コメディカルが主導していく心臓リハビリの形態が築かれた．現在では日本心臓リハビリテーション学会認定の指導士という資格もでき，この流れは全国に広がっている．急性期には病棟へ理学療法士が出向き，離床からのリハビリを担う．リハビリの進行表は表1のごとくであり，ステージⅠからⅦまでで構成される．ベッド上から離床，病棟の廊下を用いた歩行と徐々にステップアップし，約300mの連続歩行が可能になったところで心臓リハビリテーション室でのリハビリが行われ，さらなる運動機能の向上を目指す．また，最近では高齢で，退院に向けた支援が必要な患者も多く，自宅環境や同居家族等の情報を基にしたADL訓練も行われる．

心臓リハビリの進行表は，急性心筋梗塞，冠動脈バイパス術後，弁膜症術後，うっ血性心不全，大血管疾患の各病態とも同じものを使用している．このメリットとしては同一のものであることからそれぞれのプログラムを使う際のミスが減らせること，患者さんへの説明が容易になること，スタッフ間でリハビリ進行度合いの情報が共有しやすい，等である．ただ，疾患と重症度によって進行速度を変えることが求められ，ステップアップの評価も含めてより精密な観察が求められる．当院ではカルテはリハビリ記録を含めて電子カルテを使用するが，進行や疾患が一目で理解できるように書面による記録を併用している．また，電子カルテの欠点として，以前の記録を至急見たい時などに時間がかかるため，図のような病態ごとの手書きの評価表を併用している（添付したものは AMI 用）．

②チームアプローチの実際

当院の心臓リハビリは，現場の運動療法には理学療法士が大部分を担う形である．医師は責任者として全体を統括する役目である．栄養指導や服薬指導などはそれぞれ栄養士，薬剤師が関わる．カンファランスとしては，以前から心筋梗塞入院患者の退院時カンファランスが行われている．これは心臓リハビリ責任医師，受け持ち医，心臓リハビリ担当の理学療法士，外来看護師で行い，退院時の心肺運動負荷試験の施行や外来でのリハビリについて話し合われる．

心臓リハビリは包括的治療であり，多職種によるチーム医療であるべきである．当院では，最近特に有病率の増加や再入院率が問題となっている慢性心不全患者に対しては，特に心不全チームを組織している．これは，医師，看護師，理学療法士，薬剤師，栄養士，臨床心理士，臨床工学士，ソーシャルワーカーなどが集まり定期的にカンファランスを行い，問題症例の共有を通じて再入院の予防等に役立てようとするものである．カンファレンスとしては心不全チームとして 2 週間に 1 回の割合で，2 症例程度のプレゼンテーションから各部署による評価や今後の方針の決定が行われる．心不全教室としては患者および家族向けに，心不全チームを組織している各職種が，20 分単位で 8 コマの教室を定期的に開催している．

2. 心臓リハビリテーション運営の実際

施設基準	☑ Ⅰ □ Ⅱ	**心臓リハビリテーション指導士研修制度認定施設**	☑ あり □ なし
対象とする時期	☑ 急性期 ☑ 前期回復期 □ 後期回復期 □ 維持期（Medix Club □ あり ☑ なし）		
施設形態	☑ 大学病院 □ 専門病院 □ 総合病院 □ 有床診療所 / クリニック		
施設の概要	急性心筋梗塞収容数 約(94)人 / 年 心臓カテーテル検査(978)件 / 年 うち PCI(328)件 心臓外科手術(160)件 / 年 心臓リハビリテーション：入院(13,385)単位 / 年 外来(6)単位 / 年 CPX(心肺運動負荷試験)(216)件 / 年		

スタッフの内訳 ( )内数字は心臓リハビリテーション指導士数				
	医師	常勤 5 / 非常勤 0 人（ 3 ）	臨床検査技師	常勤 0 / 非常勤 0 人（ 0 ）
	看護師	常勤 0 / 非常勤 0 人（ 0 ）	薬剤師	常勤 0 / 非常勤 0 人（ 0 ）
	理学療法士	常勤 3 / 非常勤 0 人（ 2 ）	管理栄養士	常勤 0 / 非常勤 0 人（ 0 ）
	臨床心理士	常勤 0 / 非常勤 0 人（ 0 ）	ソーシャルワーカー	常勤 0 / 非常勤 0 人（ 0 ）
	健康運動指導士	常勤 0 / 非常勤 0 人（ 0 ）	その他	常勤 0 / 非常勤 0 人（ 0 ）

【運動療法の種類】

有酸素運動		
ウォーキング	☑ 有 □ 無	25m のトラックを使用
エアロビクス	□ 有 ☑ 無	
ステップエクササイズ	□ 有 ☑ 無	
自転車エルゴメータ	☑ 有 □ 無	フクダ EB-14 2 台
リカベント式自転車エルゴメータ	☑ 有 □ 無	三菱電機 1 台
トレッドミル	☑ 有 □ 無	ミナト AR-100 3 台
ニューステップ	□ 有 ☑ 無	
その他		

レジスタンストレーニング		
セルフトレーニング	☑ 有 □ 無	重錘を使用
ボールトレーニング	□ 有 ☑ 無	
チューブトレーニング	☑ 有 □ 無	セラバンド ® を使用
シーテッドロングロウ	□ 有 ☑ 無	
チェストプレス	□ 有 ☑ 無	
レッグプレス	□ 有 ☑ 無	
その他	スクワットなど自重でのトレーニング	

ストレッチ体操		
	☑ 有 □ 無	アキレス腱など自己ストレッチ

【患者教室】		
心臓病教室	□ 有 ☑ 無	
その他	心不全教室を 3 日コースで毎週開催	

【その他】		
屋内レクリエーション	□ 有 ☑ 無	
屋外レクリエーション	□ 有 ☑ 無	
リラクゼーション	□ 有 ☑ 無	

AMIリハビリテーション評価表　Dr.　PB

発症日

入院日

【患者プロフィール】

氏名：

ID：

年齢・性別：

職業：

家族：　　家族歴：

住所：

TEL：

【病前stage】Pc/C・Pr・A・M−(　)

【入院前ADL】

NYHA分類：Ⅰ・Ⅱ・Ⅲ・Ⅳ　期間：　ヶ月間

20分 連続歩行：可・否

階段昇降2階分：可・否、手すりの使用：要・不要

【既往歴】

Smoking：+・−　　本／日　　年間

：禁煙歴：+・−　禁煙期間：　年間

alcohol：+・−　種類：　量：　／日

MI　：+・−

AP　：+・−　UAP　EAP　期間：　ヶ月

CHF　：+・−

HT　：+・−

HL　：+・−

Obesity　：+・−

DM　：+・−

Orthopedics　：+・−

CVA　：+・−

	/	/	/	/
T-cho				
TG				
HDL				
LDL				
BMI				
cm　kg				
FPG				
HbA1c				

【臥床期間】

Gatch up(　)病日

Dangling(　)病日

【検査所見】　（梗塞部位：　）

12誘導心電図：

逸脱酵素：maxCK　　maxCK-MB

CAG：

LVG：　　EF：　%

UCG：

X-p：　　CTR：　%

【PCI】IVCT +・−　POBA +・−　(　hr)

stenting +・−　DES +・−　(　hr)

【合併症】

不整脈：+・−　　心停止：+(心マ・DC)・−

心不全：+・−(Ⅰ・Ⅱ・Ⅲ・Ⅳ)CI　, PAW

ショック：+・−

急性腎不全：+・−(Cr　BUN　)

貧血：+・−(Hb　)

その他：

【Labo】	/	/	/	/	/	/	/
CTR							
Cr							
BUN							
Hgb							
In/out							
BW							
BNP							

【処方薬剤】

心筋虚血【　】

ポンプ【　】

不整脈【　】

心臓リハビリテーション予定表
《退院までの手順です》

担当医師　　　　　　　　　　　　（PHS：　　）

担当理学療法士（PT）：　　　　　（内線：　6154）

ステージ	場所	PTと一緒に行こうリハビリ	病棟での行動様式	洗面 歯みがき	トイレ	着替え	整髪 洗髪	清拭	日付 時刻 サイン
術前	病棟	嚥下スクリーニング・離床の説明・創の保護・排痰指導など							／ ： PT
Ⅰ	準CCU	ベットの横に足を下ろす （5分間） 呼吸体操	ギャッジ座位 （30分/3回/日）	洗面 歯みがき 髭剃り ベッド上自立	ベッド上	全介助	全介助	全介助	／ ： Dr PT
Ⅱ	病棟	立って椅子に座る （5分間） 呼吸体操	椅子座位 A：30分以内/食事 B：60分以上/食事 検査は車椅子移動	↓	車椅子 病棟トイレ 排尿・排便	部分介助	くしでとかす	部分介助 （前面は自分で）	／ ： Dr PT
Ⅲ	↓	歩行2分間 （約100m） 胸郭ストレッチ	室内自由 （2分以内）	室内の洗面所で洗面 歯みがき	歩いて病棟トイレ 排便のみ	自立	介助で洗髪	自立	／ ： Dr PT
Ⅳ	↓	歩行2分間を3回 胸郭ストレッチ	病棟内自由 病棟の電話ボックス・ラウンジ 下膳自立 病棟内洗面所		歩いて病棟トイレ 排尿・排便	↓	↓	↓	／ ： Dr PT
Ⅴ	↓	歩行6分間 （約300m） 胸郭ストレッチ	本館および別館4階フロア内歩行許可			↓	シャワー自立		／ ： Dr PT
Ⅵ	心臓リハビリテーション室	ストレッチ体操 筋力トレーニング 歩行距離延長	初回は車椅子で心臓リハビリテーション室へ行きます． 歩きやすい靴と動きやすい服装（Tシャツなど）の準備をお願いします． 許可が出たら歩いてリハビリや検査に移動します．						／ ： Dr PT
Ⅶ			院内自由 病院の敷地内（銀行・売店など）は歩いて移動できます． 階段の利用は心臓に対する負荷が強いので，許可が出るまで控えてください．						／ ： Dr PT

聖マリアンナ医科大学病院　リハビリテーション部

岐阜大学医学部附属病院

岐阜大学大学院医学系研究科　循環病態学・呼吸病態学・第二内科　**西垣和彦**
岐阜大学大学院医学系研究科　循環病態学・呼吸病態学・第二内科　**湊口信也**

1. 施設紹介

岐阜大学医学部附属病院は，平成16年6月に岐阜市柳戸地区移転を機に，世界初の全科完全電子カルテ化を実現した大学病院である．しかし移転時に心臓リハビリテーション室設立の構想はあったが，開院時には開設実現には至らなかった．そこで，平成17年より院内の関係者に心リハによる効果を啓発し，急性期病院こそ心リハが必要であることを訴えた．併せてスタッフも整備し，教授，准教授自らが先頭に立って心リハ指導士の試験を受け資格を得るのと同時に，2名の経験豊富な心リハ専従の理学療法士（現在3名）を採用し，さらに看護部，栄養指導部，薬剤部の応援を得て，ようやく包括的リハビリテーションを実現できる心リハチームを結成した．併せて従来のリハビリテーション室とは別に，内科外来ゾーンの中央に心大血管リハビリテーション室と名付けた95m^{2}もの広い心リハ専用室を確保し，ようやく平成21年4月から運用の開始に至った．

当院の心リハは，月曜日～金曜日の毎日行い，午前中は心リハ室での外来患者対象の心リハ，午後は病棟および心リハ室での入院患者対象の心リハと大きく分けている．また，年間100件以上のCPXは，主に毎日午後に医師と2名の理学療法士で施行している．

心リハカンファレンスは，症例検討会の形で月1回開いている．症例を綿密に検討することで，各職種間のコンセンサスを得るよう努めている．

平成24年より，心リハ指導士取得のための心リハ研修施設19施設の一つに認定された．昨年度は全国から4名が受講し無事研修を終了され，本年度も4名の受講生を迎える予定である．

心リハに関する研究も熱心に行っている．第16回日本心臓リハビリテーション学会では，CPXより求める嫌気性代謝閾値に基づいた運動処方により適正で継続的な運動習慣を獲得させて良好な行動変容を起こさせることは，より運動耐容能の改善が見込め，効果的であるとの研究結果を報告し，優秀演題賞を受賞した．

2．心臓リハビリテーションの特徴とプログラム

当院での心リハの特長は，心リハを包括的な循環器診療の基本と位置づけ，特に年間350症例以上の冠動脈インターベンションをこなす心カテチームが併せて心リハ施行医の主力となり，協力的チームワークで心リハを行っていることであり，冠動脈インターベンション専門医6名も既に心リハ指導士も取得している．さらに，当院では原則全症例に，適正な運動強度をより客観的で定量的な指標である心肺運動負荷検査（CPX）で測定し，併せて自覚症状を定量的に把握する自覚的運動強度（Borg指数）も測定することでその精度を上げている．このような根拠に基づいた心リハを循環器診療の基本と位置づけており，今や当院の循環器診療には欠かせないものとなっている．

3. 心臓リハビリテーション運営の実際

施設基準	☑ Ⅰ　□ Ⅱ	**心臓リハビリテーション指導士研修制度認定施設**	☑ あり　□ なし
対象とする時期	☑ 急性期　☑ 前期回復期　☑ 後期回復期　☑ 維持期（Medix Club □ あり　☑ なし）		
施設形態	□ 大学病院　□ 専門病院　□ 総合病院　☑ 有床診療所 / クリニック		
施設の概要	急性心筋梗塞収容数　約(35)人 / 年　心臓カテーテル検査(1190)件 / 年　うち PCI(347)件 心臓外科手術(82)件 / 年　心臓リハビリテーション：入院(3800)単位 / 年　外来(5800)単位 / 年 CPX(心肺運動負荷試験)(120)件 / 年		

スタッフの内訳 (　)内数字は心臓リハビリテーション指導士数				
	医師	常勤 4 / 非常勤 0 人（4）	臨床検査技師	常勤 0 / 非常勤 0 人（0）
	看護師	常勤 4 / 非常勤 0 人（0）	薬剤師	常勤 0 / 非常勤 0 人（0）
	理学療法士	常勤 3 / 非常勤 0 人（0）	管理栄養士	常勤 2 / 非常勤 0 人（0）
	臨床心理士	常勤 0 / 非常勤 0 人（0）	ソーシャルワーカー	常勤 0 / 非常勤 0 人（0）
	健康運動指導士	常勤 0 / 非常勤 0 人（0）	その他	常勤 0 / 非常勤 0 人（0）

【運動療法の種類】		
	有酸素運動	
ウォーキング	□ 有　☑ 無	
エアロビクス	□ 有　☑ 無	
ステップエクササイズ	□ 有　☑ 無	
自転車エルゴメータ	☑ 有　□ 無	WELL BIKE　BE-250　5 台
リカベント式自転車エルゴメータ	□ 有　☑ 無	
トレッドミル	☑ 有　□ 無	Cateye EC-T220　1 台
ニューステップ	□ 有　☑ 無	
その他		
	レジスタンストレーニング	
セルフトレーニング	☑ 有　□ 無	自重や重錘を使用し実施
ボールトレーニング	□ 有　☑ 無	
チューブトレーニング	☑ 有　□ 無	セラバンドを使用して実施
シーテッドロングロウ	□ 有　☑ 無	
チェストプレス	□ 有　☑ 無	
レッグプレス	□ 有　☑ 無	
その他		
	ストレッチ体操	
	☑ 有　□ 無	当院スタッフ作成の DVD を使用し 10 分程度実施
【患者教室】		
心臓病教室	□ 有　☑ 無	
その他	栄養士による栄養指導を個別にセッティング	
【その他】		
屋内レクリエーション	□ 有　☑ 無	
屋外レクリエーション	□ 有　☑ 無	
リラクゼーション	□ 有　☑ 無	

心大血管リハビリテーション総合実施計画書

No.

ID　氏名　生年月日　年齢　性別　作成日

診断 □心筋梗塞 □狭心症 □開心手術 □心不全 □大血管疾患 □閉塞性動脈硬化症

□Other..（　　　）　合併症

入院日　発症日/手術日　治療内容（術式）

冠危険因子（既往） □高血圧症 □脂質異常症 □糖尿病 □喫煙 □肥満 □高尿酸血症
□慢性腎臓病 □家族歴 □その他（　　　）

身長:　cm　血圧:　mmHg □良 □不良

体重:　kg　標準体重:　kg　【診察室血圧目標値】 130/80mmHg未満

BMI（18.5～24.9）:　kg/m²　□良 □不良　【家庭血圧目標値】 125/75未満（MI/DM/CKD）

腹囲（<85cm）:　cm　□良 □不良

血液検査結果（　　　）

◇HbA1c（優:6.2%未満，良:6.9%未満，不良:6.9以上）　%　□優 □良 □不良　◇BNP　pg/dl
◇nonHDLコレステロール（良:130mg/dl以下）　mg/dl　□良 □不良　◇その他
◇HDLコレステロール（良:40mg/dl以上）　mg/dl　□良 □不良　◇その他
◇中性脂肪（良:空腹時150mg/dl以下）　mg/dl　□良 □不良　◇その他

心機能（　　　）

◇左室駆出率（EF）　%　◇他所見

運動負荷試験結果（運動処方）（　　　）

◇運動耐容能　Peak VO_2　ml/kg/min（　METs　健常人の　%）　□良 □不良

◇運動処方　自転車　Watts　分　回/週　◇自分に合った運動 □要指導
歩行　%　km/h　分　回/週　◇自己検脈 □要指導

◇その他

再発防止に対する理解と支援・指導の必要性（Ns）

◇自身の病気 □不安がある　◇家庭血圧・体重測定 □要指導　◇症状出現時の対処法 □要指導
◇日常生活・復職 □不安がある　◇正しい服薬 □要指導　◇退院後の生活の注意 □要指導
◇適切な食事・摂取量 □要指導　◇睡眠 □不良　◇ □要指導
（　　　）　◇喫煙 □あり

再発予防・健康維持のための目標

□病気への理解 □体力維持・向上 □運動習慣の獲得 □食事管理 □内服管理 □禁煙 □減量
□早期離床による術後合併症の予防 □その他（　　　）

本人・家族の希望・回復への目標

リハビリテーション指針

目標到達予測時期 □か月後

説明日　本人・家族氏名

医師:　理学療法士:　看護師:

パス名称 ： 急性心筋梗塞　軽症（Forrester Ⅰ）

日付		1日目	2日目	3日目	4日目	5日目	6日目	7日目
イベント								退院日
ステップ		リハビリ期						
成果		再梗塞を起こさない						
		社会復帰への準備ができる。						
計画内容の確認								
治療	処方	術後処方						
	注射							
	処置	術後酸素・モニター	術後酸素・モニター	術後モニター	術後モニター	術後モニター	術後モニター	
	輸血							
手術								
検査	検体検査	梗塞後血液生化学的検査	梗塞後血液生化学的検査			梗塞後血液生化学的検査		
	細菌検査							
	病理検査							
	生理検査	12誘導心電図	12誘導心電図		ホルター心電図	12誘導心電図		
			心エコー					
		心リハ1日目	心リハ2日目	心リハ3日目	心リハ4日目	心リハ5日目	心リハ6日目	
	内視鏡							
	放射線	胸部X線写真	胸部X線写真			胸部X線写真		
	RI				心筋シンチ			
看護指示		転床時指示						
		酸素化・血圧・不整脈指示						
			血糖指示					
活動レベル		ベッド上安静	椅座位可	病室内歩行可	デイコーナーまで歩行可	病棟内歩行可	院内歩行可	院内歩行可
		端座位可	病室内歩行可	デイコーナーまで歩行可	病棟内歩行可	シャワー可		
経過記録								
リハビリ		端座テスト	起立テスト 室内歩行1分	廊下歩行2分	廊下歩行2分×3	6分間歩行試験	CPX（亜最大）	
	名称	心臓高血圧食	心臓高血圧食	心臓高血圧食	心臓高血圧食	心臓高血圧食	心臓高血圧食	心臓高血圧食

岐阜大学医学部附属病院

パス名称 ： 急性心筋梗塞　中症（ForresterⅡ～Ⅲ）

日付	1日目	2日目	3日目	4日目	5日目	6日目	7日目	8日目	9日目	10日目	11日目	12日目	13日目
イベント													退院日
ステップ	回復期									退院準備期			
成果	再梗塞の症状・所見がない									自己管理ができる			
成果	日常生活の注意点について理解できる												
計画内容の確認													
治療 処方	術後処方												
治療 注射													
治療 処置	酸素・心電図モニター	酸素・心電図モニター	心電図モニター	心電図モニター	心電図モニター	心電図モニター	心電図モニター	心電図モニター	心電図モニター	心電図モニター	心電図モニター	心電図モニター	心電図モニター
治療 輸血													
手術													
検査 検体検査	採血後血液生化学的検査	採血後血液生化学的検査	採血後血液生化学的検査			採血後血液生化学的検査							
検査 細菌検査													
検査 病理検査													
検査 生理検査	12誘導心電図	12誘導心電図			12誘導心電図		ホルター心電図						
検査 生理検査					心エコー								
検査 生理検査	心リハ1日目	心リハ2日目	心リハ3日目	心リハ4日目	心リハ5日目	心リハ6日目	心リハ7日目	心リハ8日目	心リハ9日目	心リハ10日目	心リハ11日目	心リハ12日目	
検査 内視鏡													
検査 放射線	胸部X線写真	胸部X線写真			胸部X線写真								
検査 RI							心筋シンチ						
継続指示	転倒時指示												
継続指示	尿量・酸素化・血圧・不整脈時指示												
継続指示		血糖指示											
活動レベル	受動座位	端座位可	病室内歩行可	病室内歩行可	病棟内歩行可	病棟内歩行可	院内歩行可	院内歩行可	院内歩行可	院内歩行可	院内歩行可	院内歩行可	院内歩行可
活動レベル	端座位可	病室内歩行可		デイコーナーまで歩行可			シャワー可						
経過記録													
リハビリ	座位テスト	起立テスト 室内歩行1分	廊下歩行2分	廊下歩行2分×3	6分間歩行試験	運動療法（AT強度）	運動療法（AT強度）	運動療法（AT強度）	運動療法（AT強度）	運動療法（AT強度）	運動療法（AT強度）	運動療法（AT強度）	
食事 名称	心臓高血圧食	心臓高血圧食	心臓高血圧食	心臓高血圧食	心臓高血圧食	心臓高血圧食	心臓高血圧食	心臓高血圧食	心臓高血圧食	心臓高血圧食	心臓高血圧食	心臓高血圧食	心臓高血圧食

岐阜大学医学部附属病院

パス名称 ： 急性心筋梗塞 重症（ForresterⅣ ）

日付	1日目	2日目	3日目	4日目	5日目	6日目	7日目	8日目	9日目	10日目	11日目	12日目	13日目	14日目	15日目	16日目	17日目	18日目	19日目
イベント																			[illegible]
ステップ	[illegible]																		
目標	胸部症状がない																		
	社会復帰への準備ができる																		
[illegible]																			
処方	[illegible]																		
注射																			
処置	[illegible]・モニター	[illegible]・モニター	心電図モニター	心電図モニター	心電図モニター	心電図モニター	心電図モニター	心電図モニター	心電図モニター	心電図モニター	心電図モニター	心電図モニター	心電図モニター	心電図モニター	心電図モニター	心電図モニター	心電図モニター	心電図モニター	心電図モニター
[illegible]																			
検体検査	[illegible]	[illegible]			[illegible]														
[illegible]																			
[illegible]																			
生理検査	12誘導心電図	12誘導心電図			12誘導心電図		ホルター心電図												
		心エコー																	
	心リハ1日目	心リハ2日目	心リハ3日目	心リハ4日目	心リハ5日目	心リハ6日目	心リハ7日目	心リハ8日目	心リハ9日目	心リハ10日目	心リハ11日目	心リハ12日目	心リハ13日目	心リハ14日目	心リハ15日目	心リハ16日目	心リハ17日目	心リハ18日目	
[illegible]																			
放射線	胸部X線写真	胸部X線写真			胸部X線写真														
RI							心筋シンチ												
[illegible]	[illegible]																		
	[illegible]																		
	[illegible]																		
安静度レベル	[illegible]	[illegible]	病棟内歩行可	病棟内歩行可	病棟内歩行可	病棟内歩行可	病棟内歩行可	病棟内歩行可	院内歩行可	院内歩行可	院内歩行可	院内歩行可	院内歩行可	院内歩行可	院内歩行可	院内歩行可	院内歩行可	院内歩行可	院内歩行可
	[illegible]	[illegible]			ダイニングまで歩行可			シャワー可											
[illegible]																			
[illegible]	[illegible]	[illegible]	[illegible]	[illegible]	[illegible]	[illegible]	[illegible]	[illegible]	[illegible]	[illegible]	[illegible]	[illegible]	[illegible]	[illegible]	[illegible]	[illegible]	[illegible]	[illegible]	
栄養 名称	[illegible]	[illegible]	[illegible]	[illegible]	[illegible]	[illegible]	[illegible]	[illegible]	[illegible]	[illegible]	[illegible]	[illegible]	[illegible]	[illegible]	[illegible]	[illegible]	[illegible]	[illegible]	[illegible]
朝	入院時設定	入院時設定	入院時設定	入院時設定	入院時設定	入院時設定	入院時設定	入院時設定	入院時設定	入院時設定	入院時設定	入院時設定	入院時設定	入院時設定	入院時設定	入院時設定	入院時設定	入院時設定	入院時設定
昼	入院時設定	入院時設定	入院時設定	入院時設定	入院時設定	入院時設定	入院時設定	入院時設定	入院時設定	入院時設定	入院時設定	入院時設定	入院時設定	入院時設定	入院時設定	入院時設定	入院時設定	入院時設定	入院時設定
夕	入院時設定	入院時設定	入院時設定	入院時設定	入院時設定	入院時設定	入院時設定	入院時設定	入院時設定	入院時設定	入院時設定	入院時設定	入院時設定	入院時設定	入院時設定	入院時設定	入院時設定	入院時設定	入院時設定
[illegible]								[illegible]			[illegible]								
[illegible]																			
[illegible]					[illegible]														
[illegible]																			
IC																			
[illegible]		生活習慣病指導	生活習慣病指導	生活習慣病指導	生活習慣病指導	生活習慣病指導	生活習慣病指導	生活習慣病指導	生活習慣病指導	生活習慣病指導	生活習慣病指導	生活習慣病指導	生活習慣病指導	生活習慣病指導	生活習慣病指導	生活習慣病指導	生活習慣病指導	生活習慣病指導	
[illegible]																			[illegible]

岐阜大学医学部附属病院

京都府立医科大学附属病院

リハビリテーション部　**山端志保**
リハビリテーション部　**白石裕一**

1. 施設紹介

①施設紹介

32の診療科，病床数1065床からなる特定機能病院で循環器内科・心臓血管外科の高度医療を迅速・効率的に実施するための「高度心臓血管センター」を設置している．リハビリテーション部は中央診療部門に属し，心リハ班は，循環器内科医4（内1名リハ部兼任）名，理学療法士（PT）3名で構成されている．心臓血管外科のほぼ全例，循環器内科のAMI，心不全，デバイス植え込み後症例に対して心リハ行っている．心リハをPTが主として担当することで重症化や併存疾患によりADLが落ちた症例に対しても有効な介入が行えている．急性期から外来移行後の維持期まで同じスタッフが担当していることも特徴である．心リハスペースは42㎡程で，リハ室の一角にあり，エルゴメータ4台，トレッドミル1台，練習用階段などを設置，窓からは，京都の夏の風物詩である大文字山や比叡山を借景に鴨川公園が展望でき，京都の四季折々の風情を楽しみながら運動療法を行っている．

②チームアプローチの実際

・多種職による運営の工夫

入院のパスの中にリハビリテーション，栄養指導，薬剤指導がセットで登録されており，依頼もれがないようにしている．

・カンファレンスの持ち方（カンファレンス記録の方法）

「心臓血管外科患者」：毎朝7：30～主治医・看護師（Ns）・PT・薬剤師・管理栄養士が一緒に回診を行い，治療方針・経過・リハビリの進行度・問題点などを情報共有

「循環器内科患者」：週1回の回診時やカンファレンスに参加して主治医・リハ医・Ns・PTで治療方針・経過・リハビリの進行度・問題点などを情報共有

その他，週1回，心リハ班の症例検討会を行っている．

※カンファレンスの内容は電子カルテに記載され，電子カルテの付箋機能や，掲示板機能にて目に止まりやすいように工夫している．

2. 心臓リハビリテーションの特徴

① AMI（図 1）

正式なパスはないが，プログラムに従って行っている．心機能や合併症の有無により主治医が２週間もしくは３週間プログラムを選択．

<ベッドサイド>PT と Ns が協働で行う．リハビリ後結果を主治医に報告し，安静度の拡大や，次回のリハビリ指示を確認する．

<心臓リハビリ室>原則，医師の監督下で PT と一緒に運動療法（柔軟体操・エルゴメータ・ウォーキング・階段昇降等）を実施する．

<心肺運動負荷試験>多くの症例は退院前に CPX を施行．決定された AT レベルをもとに PT が運動処方作成，説明，指導を実施

その他：個別に薬剤指導・栄養指導の他，AMI のパンフレットに沿って，Ns が生活指導を実施している．

②心臓外科術後（図 2）

正式なパスはないが，プログラムに従って行っている．入院と共にリハビリ依頼．術翌日からリハビリ開始．

<ベッドサイド>Ns・PT が協働で行う．リハビリ後結果を主治医に報告し，安静度の拡大や，次回のリハビリ指示を確認する．

<心臓リハビリ室>原則医師の監督下で PT と一緒に運動療法（柔軟体操・エルゴメータ・ウォーキング・階段昇降等）を実施する．

<心肺運動負荷試験>多くの症例は退院前に CPX を施行（AT 決定を目的とし亜症候限界で終了）．それをもとに PT が運動処方作成，説明，指導．

その他：個別に薬剤指導・栄養指導の他，外科術後のパンフレットに沿って，Ns が生活指導を実施している．虚血，心不全の合併有無により疾患指導も変えている．

③心不全

パスは作成なし．入院後多くの症例は数日以内にリハビリ依頼．開始時期や方針を，主治医と相談してから介入．

<ベッドサイド>Ns・PT が協働で循環動態を確認しながら離床進める．

重症心不全：人工呼吸器，点滴加療など背景に筋萎縮のある場合が多くベッドサイドで介入を開始．

<心臓リハビリ室>原則医師の監督下で運動療法を実施．個々の状態に合わせて，柔軟体操・エルゴメータ・立位・歩行練習・プレトレーニングなどを実施．心不全疾患管理指導もパンフレットを使用し行う．

<心肺運動負荷試験>可能な症例では退院前に CPX を施行し AT レベルの運動処方作成，説明，指導を実施．

その他：薬剤・栄養指導の他，Ns が生活指導を実施している．

④大血管術後胸腹部大動脈瘤術後，ステントグラフト術後（図 3）

正式なパスはないが，プログラムに従って行っている．主治医に血圧の上限を確認してからリハビリを開始している．大血管術後症例は脳梗塞や対麻痺などの合併例が少なくないので，個別の離床プログラムを実施することも多い．退院時には血圧管理を重視した動作指導や栄養指導など実施している．

⑤閉塞性動脈硬化症

パスは作成なし．当院では Y グラフトなどの血管外科術後や PTA 術後のリハビリ依頼は少なく，骨髄単核球細胞移植による再生医療に伴う依頼が多い．再生医療例は重症虚血肢であるため，リハビリは術前評価（下肢理学所見・歩行距離・装具の必要性など）から介入．再生医療翌日からベッドサイドにて下肢運動開始．術後 2 日目から心臓リハ室にて PT が中心に ROMex，筋力 ex，歩行 ex，エルゴメータなど実施している．退院時に歩行距離を測定し，PT により運動処方作成，及び退院後の運動指導を実施している．

⑥その他：デバイス（CRT・CRTD・ICD）植え込み術後（図 4）

デバイス植え込み患者の多くは心不全の合併や低心機能例であり，心臓リハのよい適応であることが多く，植え込み入院はその導入によいきっかけとなる．デバイス術後 3 日目から心臓リハビリ室にて運動療法を開始し，退院までの約 7 ～ 10 日間の期間，心不全のリハビリに準じて心臓リハビリを進めている．

主治医に確認して退院時の CPX は出来るだけ行い，運動時不整脈出現の有無の確認や症例毎のデバイス至適設定を行う．また心不全症例では経時的に外来でデバイス情報である患者活動度（Patient activity）を確認しリハビリのアドヒアランスを高めている．

3. 心臓リハビリテーション運営の実際

施設基準	☑ Ⅰ □ Ⅱ	**心臓リハビリテーション指導士研修制度認定施設**	☑ あり □ なし
対象とする時期	☑ 急性期 ☑ 前期回復期 ☑ 後期回復期 ☑ 維持期（Medix Club □ あり ☑ なし）		
施設形態	☑ 大学病院 □ 専門病院 □ 総合病院 □ 有床診療所 / クリニック		
施設の概要	急性心筋梗塞収容数 約(25)人 / 年 心臓カテーテル検査(600)件 / 年 うち PCI(220)件 心臓外科手術(210)件 / 年 心臓リハビリテーション：入院(6520)単位 / 年 外来(230)単位 / 年 CPX(心肺運動負荷試験)(200)件 / 年		

スタッフの内訳 ( )内数字は心臓リハビリテーション指導士数	医師	常勤 6 / 非常勤 0 人（ 1 ）	臨床検査技師	常勤 8 / 非常勤 0 人（ 1 ）
	看護師	常勤 0 / 非常勤 0 人（ 0 ）	薬剤師	常勤 2 / 非常勤 0 人（ 0 ）
	理学療法士	常勤 7 / 非常勤 0 人（ 3 ）	管理栄養士	常勤 2 / 非常勤 0 人（ 0 ）
	臨床心理士	常勤 0 / 非常勤 0 人（ 0 ）	ソーシャルワーカー	常勤 0 / 非常勤 0 人（ 0 ）
	健康運動指導士	常勤 0 / 非常勤 0 人（ 0 ）	その他	常勤 0 / 非常勤 0 人（ 0 ）

【運動療法の種類】		
	有酸素運動	
ウォーキング	☑ 有 □ 無	リハ室廊下 30m，その他 院内・屋外（鴨川）
エアロビクス	☑ 有 □ 無	リズム体操，JHC のビデオを使用
ステップエクササイズ	□ 有 ☑ 無	
自転車エルゴメータ	☑ 有 □ 無	4 台（内ストレングスエルゴ 1 台）
リカベント式自転車エルゴメータ	☑ 有 □ 無	なし（生理検査室に 1 台 デバイスの CPX で使用）
トレッドミル	☑ 有 □ 無	1 台
ニューステップ	☑ 有 □ 無	1 台
その他	電導アシスト付きエルゴメータ「エスカルゴ」2 台	
	レジスタンストレーニング	
セルフトレーニング	☑ 有 □ 無	カーフレイズ スクワットなど
ボールトレーニング	□ 有 ☑ 無	
チューブトレーニング	☑ 有 □ 無	セラバンド使用して実施
シーテッドロングロウ	□ 有 ☑ 無	
チェストプレス	□ 有 ☑ 無	
レッグプレス	□ 有 ☑ 無	
その他		
	ストレッチ体操	
	☑ 有 □ 無	理学療法士が指導しながら実施
【患者教室】		
心臓病教室	□ 有 ☑ 無	
その他	管理栄養士による栄養指導を入院中に 1 回 管理薬剤師による薬剤指導週 1 回	
【その他】		
屋内レクリエーション	□ 有 ☑ 無	
屋外レクリエーション	☑ 有 □ 無	年 2 回，他施設と合同でハイキングなど
リラクゼーション	□ 有 ☑ 無	

2週間コース　3週間コース

	ステップ（日）2週間コース	ステップ（日）3週間コース	リハビリの場所	動作・運動	安静度（参考）	12chECG ◎ モニタECGO 血圧●	Dr指示（日付）	Dr許可
Ⅰ	1	1	病棟	ベッド上　受動坐位　ギャッジ30°	絶対安静	◎●		OK・リトライ
	2	2～3		ベッド上　受動坐位　ギャッジ90°	ベッド上安静	◎●		OK・リトライ
Ⅱ	3	4～5		ベッド上　自動坐位　10分 足踏み	ベッドサイド　起坐	○●		OK・リトライ
Ⅲ	4	6～7		立位　10秒～20秒　足踏み	ベッドサイド　立位可 ポータブルトイレ可	◎●		OK・リトライ
Ⅳ	5	8		室内歩行	室内歩行可	◎●		OK・リトライ
Ⅴ	6	9～10		トイレ歩行	トイレ歩行可	◎●		OK・リトライ
Ⅵ	7	11～12		棟内1周歩行	病棟内　歩行可	◎●		OK・リトライ
	8	13		棟内2周歩行	院内エレベーター使用にて 移動可	◎●		OK・リトライ
Ⅷ	9～11	14～18	5階 心臓リハビリ室	自転車エルゴメータにて運動療法	（リハ室は初回のみ 付き添いにて出室 問題なければ、歩行可）	○●		
	12	19	2階　心電図室	心肺運動負荷試験		◎●		
	13	20	5階 心臓リハビリ室	運動処方による運動療法・退院時指導		－		
	14	21		運動療法（階段負荷試験）	合格者のみ階段可	◎●		OK・リトライ

図1　AMI リハビリテーションプログラム（2週間，3週間）

2週間プログラムの適応

・ポンプ失調なし（Killip Ⅰ）
・発症3日以内に狭心症発作ないし著明なST変化がない
・不整脈（VT　Af　AF）のエピソードがない
・梗塞があまり大きくない（maxCK 3000 IU/ml 以下）
・左室駆出率　40％以上

進行中止基準（リハビリ時）

・血　　圧　SBP　30 mmHg　以上の上昇（発症後2週間では 20 mmHg）
　　　　　　または、20（10）mmHg 以上の低下
・心 拍 数　120 拍／分　以上
・心 電 図　ST 部分 1 mm 以上の低下、または 2 mm 以上の上昇
・重症不整脈　Lown　Ⅳb　以上
・自覚症状　胸痛　動悸　息切れ　疲労感　めまい　ふらつきなどの出現

術後1日目：立位負荷試験⇒ポータブルトイレ許可
↓
2日目～：トイレ歩行（30m）⇒トイレ歩行許可
↓
3日目～：病棟内1周歩行（100m）⇒病棟内フリー
↓
4日目～：病棟内2周歩行（200m）⇒院内フリー
↓
5日目：心臓リハビリ室　有酸素運動開始（Borg指数）
↓
7日目以降：心肺運動負荷試験　運動処方・運動指導
↓
10日目～14日以降：退院

図2　開心術後リハビリプログラム

	残存解離なし	残存解離あり	胸部下行動脈瘤	Dr指示(／)
ステージ	SBP≦160mmHg	SBP≦140mmHg	SBP≦140mmHg	SBP≦
Ⅰ	1病後日から	7病後日まで	3病後日まで	(　／　)
Ⅱ	2病後日から	14病後日まで	3病後日から	(　／　)
Ⅲ	3病後日から	14病後日から 残存偽空血栓化を評価しながら	5病後日から 酸素化を評価しながら	(　／　)
Ⅳ	4病後日から			(　／　)
Ⅴ	5病後日から			(　／　)
Ⅵ	6病後日から	21病後日から	10病後日から	(　／　)

Stage：Ⅰ端坐位　5分（SBP＜120）	Stage：Ⅳ歩行時間延長　2分×3セット
Stage：Ⅱ立位　車椅子移乗（SBP＜140）	Stage：Ⅴ歩行時間延長　6分×1セット
Stage：Ⅲ立位　廊下歩行2分（SBP＜140）	Stage：Ⅵ歩行時間延長　～

（SBP＜○○…状況に応じて）

図3　大血管術後のプログラム進行基準

	心臓リハビリ	肩の安静度
術後3日目	レントゲンにてリード位置に 問題なければ心臓リハビリ室で有酸素運動（柔軟体操・エルゴメータ・歩行）開始	三角巾使用（術後2～3日）・安静
術後3～4日目	肩関節屈曲・外転90°までの運動開始 生活指導開始	肩関節屈曲・外転90°まで可 （圧迫止血解除）
術後7日目	肩関節最大可動域までゆっくりと運動開始	肩関節安静度フリー（抜糸）
術後8日目	心肺運動負荷試験・運動処方・運動指導	
術後10日目	退院。 1日1回は肩関節を最大可動域までゆっくりと動かすよう指導	

図4　デバイス植え込み術後リハビリテーションプログラム

関西医科大学病院健康科学センター

健康科学センター　宮内拓史
健康科学センター　木村　穣

1. 施設紹介

①施設紹介

関西医科大学健康科学センターは，平成12年に大阪府守口市の附属滝井病院内に開設され，心筋梗塞，狭心症などの心臓リハビリーテーションを主に，その他高血圧，脂質異常症，糖尿病，肥満などの生活習慣病の予防，改善を目的に運動療法を行っている．平成18年には枚方市に附属枚方病院が開院され，院内には淀川河川敷リハビリパークも使用可能な健康科学センターが開設され，より多くの方々へ生活習慣改善を目的とした運動を提供している．

②チームアプローチの実際

健康科学センターでは，看護師が病棟急性期から回復期，外来維持期にわたって継続した関わりが出来ることが特徴である．また健康運動指導士も病棟での急性期リハビリテーションに看護師と共に関わることで，早期より患者情報を共有し一貫した指導が可能となっている．
患者情報は電子カルテ上のテンプレートを使用し，指導内容・性格特性・注意点・次回確認事項等を共有するようにしている．

多職種間でのカンファレンスは毎朝，ミニカンファレンスとして看護師，臨床検査技師，健康運動指導士で当日初回来院する患者に関する情報共有を行い，さらに週1回～2週1回，医師，看護師，管理栄養士，薬剤師，臨床心理士，健康運動指導士が参加し，情報共有と共に今後の治療方針や心リハの関わりについて検討を行っている．

患者の疾患理解度や生活状況については，看護師より「チェックリスト」を用いた疾患教育や生活指導を入院当初より行い，その指導に対する患者理解度を，CCU，一般病棟，外来（心リハ継続者は心リハ室で，非継続者は外来診察待ち時間を利用）で，発症時，患者指導後，退院時，外来通院時のそれぞれ決まった時期に確認し，循環器ゾーンが一体となって介入することで患者理解度を高めている．指導方法や聞き取り方も統一できるようにマニュアルを作成し，標準化に努めている．

また，運動指導を健康運動指導士が担当することで，楽しく運動を継続することで，モチベーションの維持，日常生活での身体活動の維持に役立っている．

2．心臓リハビリテーションの特徴と虚血性心疾患の地域連携パス

当院では，経皮的冠動脈形成術（PCI）を行った患者が再検査を受けるまでの期間に，病院担当医と連携医，患者の間で治療方針を統一した地域連携パス（図 1）を使用している．主に抗血小板剤の徹底や副作用管理，救急時の対応とともに，現在は入院時の看護師による退院支援や，入院中の心臓病教室の中での薬剤師，栄養士，運動指導士の指導内容と連携パスの内容を統一し，効率的，継続的な指導が可能となっている．また当院地域連携パスの特徴として，退院後にかかりつけ医からダイレクトに心リハや栄養指導のオーダーができ，入院中に運動療法に参加できなかった患者も，地域連携パスを通してスムースに心臓リハビリテーションに参加できるようになっている．

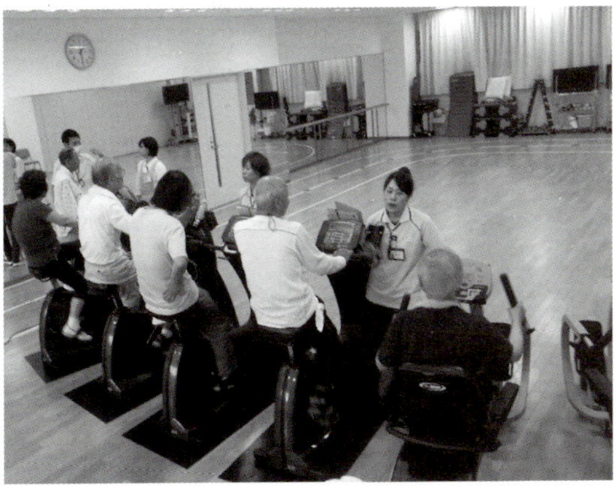

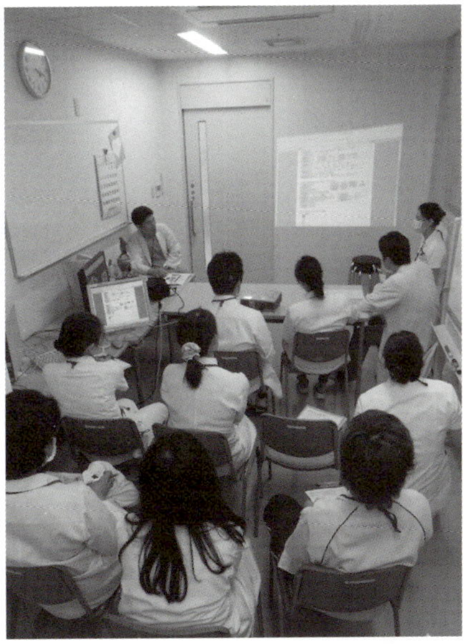

診療計画書

ID: @PATIENTID
氏名: @PATIENTNAME

かかりつけ医療機関用

診察時期の目安		2週間目	1ヵ月目	(6週間目)	2ヵ月目	3ヵ月目	4ヵ月目	5ヵ月目	6ヵ月目	7ヵ月目	8ヵ月目
(受診した日を記入)		月 日	月 日	月 日	月 日	月 日	月 日	月 日	月 日	月 日	2012/12/1
検査	心電図	☐	☐	☐	☐	☐	☐	☐	☐	☐	入院予定 ⇊ Follow upの冠動脈造影
	X線	☐	☐	☐	☐	☐	☐	☐	☐	☐	
	◆冠危険因子 *TG、LDL、HDL、BS、HbA1c、Cre*	☐	☑ (推奨)	☐	☐	☐	☐	☐	☐	☐	
	◆副作用チェック *末血、血液像、GOT、GPT、LDH T-Bil、ALP、γ-GPT、CK*	☐	☑ (推奨)	☐	*2ヵ月目以降はチェックをつけて検査の実施確認にご利用ください*						
薬剤	抗血小板剤等の注意	バイアスピリン 100mg			➡	➡	➡	➡	➡	➡	➡
		プラビックス 75mg			➡	➡	➡	➡	➡	➡	➡
		◆プラビックス内服時には、定期採血時に副作用の評価をお願いします。副作用出現時は当院までご相談ください。 DES(薬剤溶出性ステント)を留置していますので、"多剤"抗血小板剤は最低1年間の継続をお願いします。									

管理目標				
血圧 (高血圧あり)	☑ 130/80mmHg未満 125/75mmHg未満 (家庭血圧)	**運動**	☑ 少なくとも週3～4回、一回30分程度の歩行、サイクリングなど無理のない程度の運動を推奨。
脂質 (高脂血症なし)	☑ 定期採血で経過を確認ください。 (LDL 100mg/dl未満を維持してください。)	**喫煙**	☑ このまま喫煙しないように指導してください。
血糖 (糖尿病あり)	☑ HbA1c(JDS) 6.6%未満、HbA1c(NGSP) 7.0%未満を目標にしてください。	**食事**	☑ 塩分制限：6g/日を目標に

関西医大 枚方病院

診断	狭心症	冠危険因子	高血圧(+) 糖尿病(+)	次回入院日	2012年12月1日
	施行日	治療血管部位と使用ステント			
冠動脈形成術 (PCI)	2012 年 3 月 25 日	左前下行枝に薬剤溶出性ステント(DES)を留置.			
	2012 年 4 月 1 日	右冠動脈に薬剤溶出性ステント(DES)を留置.			
運動療法(当院健康科学センター)		現在検討中のようです.希望されるようでしたら健康科学センターまでご相談ください.			

☆関西医大枚方病院 地域医療連携部 病診連携課 (TEL) 072-804-2742 (FAX) 072-804-2861
☆緊急時はCCU(心臓集中治療室)・胸痛センターへ (TEL) 072-804-2602 (FAX) 072-804-2894

関西医科大学附属枚方病院 循環器内科

図 1　地域連携パス

3. 心臓リハビリテーション運営の実際

施設基準	☑ Ⅰ □ Ⅱ	**心臓リハビリテーション指導士研修制度認定施設**	☑ あり □ なし
対象とする時期	☑ 急性期 ☑ 前期回復期 ☑ 後期回復期 ☑ 維持期（Medix Club ☑ あり □ なし）		
施設形態	☑ 大学病院 □ 専門病院 □ 総合病院 □ 有床診療所 / クリニック		
施設の概要	急性心筋梗塞収容数 約(160)人 / 年 心臓カテーテル検査(1400)件 / 年 うち PCI(386)件 心臓外科手術(222)件 / 年 心臓リハビリテーション：入院(2300)単位 / 年 外来(12500)単位 / 年 CPX(心肺運動負荷試験)(650)件 / 年		

スタッフの内訳 （ ）内数字は心臓リハビリテーション指導士数				
	医師	常勤 2 / 非常勤 0 人（1）	臨床検査技師	常勤 1 / 非常勤 1 人（1）
	看護師	常勤 2 / 非常勤 0 人（0）	薬剤師	常勤 0 / 非常勤 0 人（0）
	理学療法士	常勤 0 / 非常勤 0 人（0）	管理栄養士	常勤 1 / 非常勤 5 人（1）
	臨床心理士	常勤 0 / 非常勤 3 人（0）	ソーシャルワーカー	常勤 0 / 非常勤 0 人（0）
	健康運動指導士	常勤 5 / 非常勤 1 人（3）	その他（ ）	常勤 0 / 非常勤 0 人（0）

【運動療法の種類】		
	有酸素運動	
ウォーキング	☑ 有 □ 無	屋内 40m のトラックを使用
エアロビクス	☑ 有 □ 無	初心者・初級・中級編と強度や難度を変えて施行．休憩・ストレッチも含め 50 分間の運動．健康運動指導士が担当
ステップエクササイズ	□ 有 ☑ 無	
自転車エルゴメータ	☑ 有 □ 無	COMBI 社製 AEROBIKE 2100U 4 台 COMBI 社製 AEROBIKE 75XLⅡME 1 台
リカベント式自転車エルゴメータ	☑ 有 □ 無	COMBI 社製 AEROBIKE 2100R 1 台 三菱社製 StrengthiErgo240 1 台
トレッドミル	☑ 有 □ 無	TAEHA 社製 INTERTRACK5016 3台
ニューステップ	☑ 有 □ 無	NUSTEP 2台
その他	ノルディックウォーキング。春・秋に限定開催。病院前の河川敷公園を使用し 50 分間施行	
	レジスタンストレーニング	
セルフトレーニング	☑ 有 □ 無	自重でのレジスタンストレーニングを 3 種目，3 か月サイクルで施行
ボールトレーニング	☑ 有 □ 無	隔週土曜日に 50 分間施行。4 ～ 5 種目を 2 ～ 3 セット
チューブトレーニング	☑ 有 □ 無	隔週土曜日に 50 分間施行。4 種目を 2 ～ 3 セット
シーテッドロングロウ	☑ 有 □ 無	MIZUNO 社製 well-Round 1 台
チェストプレス	☑ 有 □ 無	MIZUNO 社製 well-Round 1 台
レッグプレス	☑ 有 □ 無	MIZUNO 社製 well-Round 1 台
その他	レッグエクステンション MIZUNO 社製 well-Round 1 台	
	ストレッチ体操	
	☑ 有 □ 無	有酸素運動終了後 15 分程度の臥位ストレッチ施行
【患者教室】		
心臓病教室	☑ 有 □ 無	医師，看護師，栄養士，薬剤師，健康運動指導士がそれぞれの担当項目について施行．毎週月～金で施行
その他		
【その他】		
屋内レクリエーション	□ 有 ☑ 無	
屋外レクリエーション	☑ 有 □ 無	年に 1 度ウォーキングイベント「あるキング」を開催
リラクゼーション	☑ 有 □ 無	運動後約１５分の臥位ストレッチ体操をを施行

徳島大学病院

循環器内科　上田由佳

1. 施設紹介

①施設の紹介

当院は 2010 年 4 月に心臓リハビリテーションを開設した．入院リハビリ，外来リハビリの両方に力を入れている．入院リハビリは難治性心不全の患者が多く，ベッドサイドからの早期リハビリに取り組んでいる．外来リハビリは月 20 名程度が参加している．

大学病院という特色上，研修医や学生にも心臓リハビリを知ってもらい興味を持ってもらうように教育プログラムを組んでいる．患者教育を一緒に行ったり，各種講義を定期的に行ったりしている．また，学会活動や研究会にも積極的に参加している．

2013 年からは研修施設にも認定された．

②チームアプローチの実際

・多種職による運営の工夫

現在は主に循環器内科医師，看護師，理学療法士によりチームが構成されている．その他，心肺運動負荷検査や急性心筋梗塞例に対する負荷試験は検査技師とともに行い，所見についてお互いに検討を行っている．また，管理栄養士には糖尿病教室や高血圧教室の際に，薬剤師には退院前に患者指導をお願いしている．

・カンファレンスの持ち方

毎週火曜日にカンファレンスを持ち，入院・外来患者全員についての運動処方の見直しや問題点の提示をして話し合いの場を持っている．心肺運動負荷検査の結果についても検討している．記録は書記の医師によってノートに残している．

また，循環器内科，心臓血管外科，整形外科の回診とカンファレンスにも医師以外の職種（看護師や理学療法士）も必ず参加するようにしており，各科の医師らと連携をとるように心がけている．

2. 心臓リハビリテーションの特徴とクリニカルパス

当院では急性心筋梗塞と大血管保存療法後のみクリニカルパスを導入している.

急性心筋梗塞クリニカルパスを提示する.

院内パスは, peak CK 1500以上と1500未満で2週間パスと10日間パスに分けて運用している. 例は2週間パスであるが, A4サイズ4枚で構成されている（表1～4).

当院では, まず緊急入院の際には集学治療病棟に入院し（表1, 表2), 3日目以降は一般病棟に転棟することになっている（表3, 表4). 各病棟で注射薬などの運用が異なるため, クリニカルパスを集学治療病棟用と一般病棟用に分けた形で作成している. 入院時に担当医が心臓リハビリテーションを申し込むように, パスの中に「心リハ」の項目が入っている.

また, 患者用に入院診療計画書（表5）を渡しており, イラストつきでわかりやすくなっている. スタッフにも全体の流れがわかりやすい構成になっている.

地域連携パスは, 「徳島心筋梗塞地域連携研究会」という徳島県内の主要病院と徳島保健所からなる研究会によって作成されている（地域連携パス医療者用, 地域連携パス患者様用). これによりかかりつけ医と連携がとれる体制を目指している.

3. 心臓リハビリテーション運営の実際

施設基準	☑ Ⅰ　☐ Ⅱ	心臓リハビリテーション指導士研修制度認定施設	☑ あり　☐ なし
対象とする時期	☑ 急性期　☑ 前期回復期　☑ 後期回復期　☑ 維持期（Medix Club ☑ あり　☐ なし）		
施設形態	☑ 大学病院　☐ 専門病院　☐ 総合病院　☐ 有床診療所 / クリニック		
施設の概要	急性心筋梗塞収容数　約(30)人 / 年　心臓カテーテル検査(700)件 / 年　うち PCI(200)件 心臓外科手術(100)件 / 年　心臓リハビリテーション：入院(2300)単位 / 年　外来(4200)単位 / 年 CPX(心肺運動負荷試験)(100)件 / 年		

スタッフの内訳 （ ）内数字は心臓リハビリテーション指導士数				
	医師	常勤 14/ 非常勤 0 人（1）	臨床検査技師	常勤 0 / 非常勤 0 人（0）
	看護師	常勤 1 / 非常勤 0 人（1）	薬剤師	常勤 0 / 非常勤 0 人（0）
	理学療法士	常勤 3 / 非常勤 0 人（2）	管理栄養士	常勤 0 / 非常勤 0 人（0）
	臨床心理士	常勤 0 / 非常勤 0 人（0）	ソーシャルワーカー	常勤 0 / 非常勤 0 人（0）
	健康運動指導士	常勤 0 / 非常勤 0 人（0）	その他	常勤 0 / 非常勤 0 人（0）

【運動療法の種類】		
	有酸素運動	
ウォーキング	☑ 有　☐ 無	室内で 200m のトラックを使用
エアロビクス	☐ 有　☑ 無	
ステップエクササイズ	☐ 有　☑ 無	
自転車エルゴメータ	☑ 有　☐ 無	STB 3200　6 台
リカベント式自転車エルゴメータ	☐ 有　☑ 無	
トレッドミル	☑ 有　☐ 無	
ニューステップ	☐ 有　☑ 無	
その他		
	レジスタンストレーニング	
セルフトレーニング	☑ 有　☐ 無	椅子やマット上でのレジスタンストレーニング
ボールトレーニング	☐ 有　☑ 無	
チューブトレーニング	☑ 有　☐ 無	セラバンドを貸し出しで使用
シーテッドロングロウ	☐ 有　☑ 無	
チェストプレス	☐ 有　☑ 無	
レッグプレス	☑ 有　☐ 無	MIZUNO　ウェルラウンド　1 台
その他		
	ストレッチ体操	
	☑ 有　☐ 無	スタッフとともにエルゴメータの前でストレッチ
【患者教室】		
心臓病教室	☐ 有　☑ 無	
その他	集団栄養指導を月に 4 回	
【その他】		
屋内レクリエーション	☐ 有　☑ 無	
屋外レクリエーション	☐ 有　☑ 無	
リラクゼーション	☐ 有　☑ 無	

表１

集学治療病棟

急性心筋梗塞内服指示書

記載日(　　　　)
患者名
ID

内服薬指示									
月　日	開始日・時間	薬剤名	1日量	1回量	投与経路	投与時間	指示医	指示受けNs	一般病棟転棟後も続行するものに○(一般病棟に転棟時に指示)
		バイアスピリン(100)	1T	1T	経口				
		プラビックス(75)	4T	4T	経口				
		プラビックス(75)	1T	1T	経口				

表 2

急性心筋梗塞パス(集学治療病棟用)　　患者名　　　　ID

(パス期間はpeakCKにより2週間か10日間か判断予定)　指示日　　/　　　指示医　　　　指示受け看護師
担当医①　　PHS:　　　携帯:　　　　担当医②　　PHS:　　　携帯:

病日・日付		入院当日PCI後(　　/　　)	入院2日目(　　/	3日目一般病棟転棟前(　　/　　)
達成目標		急性心筋梗塞・カテ治療に伴う合併症(穿刺部出血、心不全、不整脈、梗塞後虚血)を防ぐ		急性心筋梗塞合併症を防ぐ
治療	服薬	内服指示書通り		
	点滴	*変更時は投与量/指示医/時間/実施者の順に記入 □ヘパリン(　　)単位＋生食(　　)ml／total(　　)ml　(　　)ml/h □シグマート 48mg ＋ 生食／total 48ml　　2 ml/h □ソリューゲンF(500ml)　　(　　)ml/h □ソルデム3A(500ml)　　(　　)ml/h □その他　以下に記載		
	酸素	*変更時は投与量/指示医/時間/実施者の順に記入 □マスク(　　)L/min　□経鼻(　　)L/min　□無		
検査	血液検査	CKpeak out まで3時間毎採血 (　　)**時・実施Ns**(　　)　(　　)**時・実施Ns**(　　)　(　　)**時・実施Ns**(　　) (　　)**時・実施Ns**(　　)　(　　)**時・実施Ns**(　　)　(　　)**時・実施Ns**(　　)	必須 (　　)**時・実施Ns**(	必須 (　　)**時・実施Ns**(　　)
	12誘導ECG	6時間毎(日勤帯は生理機能にオーダー、出張検査の依頼コメント要) (　　)**時・実施Ns**(　　)　(　　)**時・実施Ns**(　　)　(　　)**時・実施Ns**(　　)	必須(出張検査の依頼コメント要)	必須(出張検査の依頼コメント要)
	胸部X線	必須	必須	□無　□有
	心エコー	病棟で必須	病棟で必須	病棟で必須
観察	バイタル	□2H毎　□4H毎		4H毎
	Drコール	HR(　　)以上(　　)以下、NIBP(　　)以上(　　)以下、SpO2(　　)以下		
	体重測定	□要　□不要		
	ECGモニター	常時必要		
尿・水分バランス	尿量指示	□尿量(　　ml/H)以下の時(　　)実施		
	総バランス指	□総バランス(　　ml/H)以下・以上の時(　　)実施		
栄養	食事	絶食、水分可	絶食⇒CKpeak out後食事開始(　　食)塩3-5g	
	水分	□飲水量制限(　　)ml/日　□飲水量チェック要　□制限なし　ただし食事量を水分量に含まない		
安静度	安静度	ベッド上安静、体位変換禁止	食事開始後、ギャッジアップ90度可	
排泄	排尿	尿道バルンカテーテル		
	排便	ベッド上	ポータブル便器使用	
清潔	清拭	全身清拭、洗顔はベッド上		
心リハ	心リハ	心臓リハビリ承諾書取得しリハ室に送付し電子カルテ上で依頼箋作成		
その他の指示 胸痛、発熱、不眠時等		*変更がある場合指示日/時間/内容/指示医/指示受け看護師の順に記入 胸痛時:心電図をとり、ニトロペン1T舌下し、胸痛消失まで2分おきに心電図をとる 発熱時:38℃以上でロキソニン1T、ムコスタ1T内服、6時間あける 不眠時:(　　)1T内服		
インスリン指示書		無　・　有		
看護師署名		深夜　日勤　準夜	深夜　日勤　準夜	深夜　日勤　準夜

表3

転棟日　　年　　月　　日

転棟時医師指示書

循環器内科　　患者名(　　　　　　　　　　　) ID(　　　　　　　　)

担当医(　　　　　　　) 指示受けNSサイン(　　　　　)

診断名 **治療方針**	急性心筋梗塞 2週間パス ・ 10日間パス に沿って治療				
患者説明内容	急性心筋梗塞でカテール治療をしました。今後リハビリを行います。				
					継続確認
発熱時	発熱時:38℃以上でロキソニン1T、ムコスタ1T内服、6時間あける				
疼痛時					
不眠時	不眠時:(　　　　　　)1T内服				
嘔気時					
内服薬	集学治療病棟での内服薬を継続				
	その他内服指示が変更時点で以下に記載:				
	内服変更内容	指示日	指示医	指示受けNS	継続確認
その他の指示・伝達事項(医師→看護師)					

＊受持ち看護師は1週間毎に継続・中止を確認。

＊中止指示は×を記入し、この指示書に変更内容/変更日/指示医/指示受けNSの順に記載(パスから逸脱しない限りはピンク指示は用いないこと)

表 4

急性心筋梗塞2週間パス(一般病棟用)

患者名　　　　　　　　ID
指示日　　/　　　指示医　　　　指示受け看護師

病日		3日目一般病棟転棟後 (　/　)	4日目(　/　)	5日目 (　/　)	6日目 (　/　)	7〜10日 (/ 〜 /)	11〜14日 (/ 〜 /)
達成目標		急性心筋梗塞に伴う合併症(心不全、不整脈、梗塞後虚血)を防ぐ	梗塞後虚血が起きない	梗塞後虚血が起きない 服薬自己管理ができ、退院後の日常生活の注意点について知ることが		梗塞後虚血が起きない	亜最大負荷で虚血が起きない
治療	服薬	内服指示書どおり	内服指示書どおり、服薬指導申し込み	内服指示書どおり			
	点滴	点滴指示書どおり		無			
	酸素	*変更時は投与量/指示医/時間/実施者の順に記入 □マスク(　)L/min　□経鼻(　)L/min　□無					
処置	直接的ケア	点滴抜去 □可 □不可 トイレ歩行負荷試験合格後、尿バルンカテ抜去 身長・体重・腹囲測定	点滴抜去 □可 □不可	無			
検査	血液検査	必須(集学治療病棟で済)	適宜	適宜(抗血小板薬の副作用チェック)			
	12誘導ECG	必須(集学治療病棟で済)	適宜	適宜			
	胸部X線	□無 □有	□無 □有	適宜			
	心エコー	病棟で必須	エコー室での検査依頼 □有(　/　に予定) □無				
	その他	ホルター心電図申し込み □有(　/　に予定) □無	第10病日以降の火か木でCPXを申し込み同日CPXセット採血も入力 □有(　/　に予定) □無	アプノモニター申し込み □有(　/　に予定) □無		退院前の冠動脈造影の指示 (　/　に予定) 次回外来予約or次回入院予約	
観察	バイタル	4検	3検				
	体重測定	□要 □不要	□要 □不要	□要 □不要			
	ECGモニター	常時必要	不要				
畜尿	畜尿	□要 □不要	□要 □不要	□要 □不要		尿測不要	
栄養	食事	(　　食)塩分3-5g　必要な場合栄養指導申込み					
	水分	*変更時は投与量/指示医/時間/実施者の順に記入 □飲水量制限(　)ml/日　□飲水量チェック要　□制限なし					
安静度	安静度	トイレ歩行負荷試験合格後、トイレまで歩行可	200m歩行負荷試験合格後病棟内フリー、検査は車いす		500m歩行負荷試験合格後院内フリー		
排泄	排尿 排便	トイレ歩行負荷試験合格後トイレ使用可	病棟トイレ	トイレ			
清潔	清拭	全身清拭、洗顔はトイレ負荷試験合格後は洗面台使用可	200m歩行負荷試験合格後シャワー可		500m歩行負荷試験合格後入浴可		
心リハ	心リハ	一般病棟転棟後担当医が病棟でトイレ歩行負荷試験 □合格(実施医師　) □不合格(要再検)(実施医師　)	担当医が生理検査室で200m歩行負荷試験 □合格(実施医師　) □不合格(要再検)(実施医師　)	病棟で心リハ	担当医が500m歩行負荷試験 □合格(実施医師　) □不合格(要再検)(実施医師　)	リハ室で心リハ 担当医は紹介状を作成し地域連携パスに目標HRの記入を行う、次回心リハ希望日を心リハ看護師(PHS 0843)に連絡	

表 5

ID

入院診療計画書

急性心筋梗塞　心臓リハビリ　を受けられる患者様用

この入院診療計画書は診療計画の概要などをお知らせするものであり、治療・検査などを決定するものではありません。
尚、病状に応じて変更する事がありますが、その時はお知らせしますのでご了承ください。　徳島大学病院

主治医氏名　　　　　印

担当看護師氏名　　　　　印

平成　年　月　日　次のような説明を受けました。　患者署名　　　　　印

病棟（病室）	
その他の担当者	
病名	
症状	
推定される入院期間	

入院月日 経過（病日）	入院当日 PTCA	入院2日目	入院3日目	入院4～5日目	入院6～9日目	入院10～14日目
達成目標	胸の痛みがなくなる 病気について理解できる	自分の行動範囲がわかる	心臓リハビリを行う理由や進め方について理解できる	心臓リハビリを行う理由や進め方について理解できる	退院後の生活について不安がなくリハビリの目標を達成できる	退院後の生活について不安がなくリハビリの目標を達成できる
食事	絶食	食事開始・水分制限　ml/日				
安静度 検査当日は活動範囲に規制があります	ベッド上安静	食事開始時から ベッドUP90度可	一般病棟に移ります トイレ歩行負荷試験合格後、病棟トイレまでのみ歩行可	200m歩行負荷試験後、病棟内歩行可、検査時は車いす	500m歩行負荷試験合格後、院内歩行可	
排泄	[illegible]無） ベッド上で排便		トイレ歩行負荷試験合格後尿バルーン抜去して病棟トイレ使用可	病棟トイレ	トイレ	トイレ
清潔		看護師が身体を拭きます	看護師が身体を拭きます	200m歩行可ならシャワー浴可	500m歩行可ならシャワー浴可	入浴
治療処置 検査	レントゲン・心電図 血液・心エコー検査	レントゲン・心電図・採血検査	一般病棟転棟後、身長・体重・腹囲を測定します	血液検査等	心肺運動負荷検査等	アンギオグラフィ 発症後2週間目に確認のカテーテル検査を行います
薬・注射	持[illegible]し、[illegible]サラサラにする薬を開始する		医師が許可すれば持続点滴抜去		薬剤師による内服指導があります	
説明・指導	入院療養計画書・同意書の説明	禁煙です		検査結果の説明（日時は未定）	薬剤師による内服指導があります	退院の話があります（日時未定）
リハビリ	心臓リハビリ申し込み			病棟で心臓リハビリ	1階リハビリ室で心臓リハビリ	1階リハビリ室で心臓リハビリ 退院指導・外来心リハ予約

2013.4改訂

久留米大学医療センター

循環器内科　**原田晴仁**（講師）
循環器内科　**池田久雄**（教授）

1. 施設紹介

①施設紹介

久留米大学医療センターは福岡県久留米市にある病床数250床の中規模病院で，我々の循環器内科は50床のベッド数を担当している．年間の入院患者総数約550人，外来述べ患者総数約14500人の診療を行っており，心リハは入院患者を中心に，心不全，冠動脈形成術後，心臓大血管手術後，糖尿病，メタボリック症候群などの患者さんを対象に積極的に取り組んでいる．

②チームアプローチの実際

多職種運営の工夫：心リハに参加するメンバーは医師，看護師，理学療法士，管理栄養士，薬剤師の5職種である．医師は病状や検査結果の経過を，看護師は患者の入院生活における心理面や身体面の変化を，理学療法士は身体的運動リハの現状と運動前後の身体変化を，管理栄養士は栄養状態のチェックと体液量測定の評価を，薬剤師は内服状況の管理と服薬指導を中心に報告し合っている．

カンファレンスの持ち方，記録の方法：心リハカンファレンスは，毎週木曜日の午後から行っており，現在の患者の現状の把握と今後の方針についてのディスカッションを行っている．心リハカンファレンスの時には，運動生理学や心リハに詳しい先生を招き，カンファレンスの司会進行をしていただいている．やはり，心リハは運動療法主体となることから，カンファレンスの理学療法士の報告が中心となるが，できるだけ他職種からも報告があるように積極的に参加していただくよう心掛けている．記録方法は，現在身体的リハビリを行っている患者さんのリストを毎週のカンファレンス毎に書き換え，診断と状態の変化，リハ内容，栄養・体液量評価，心リハのゴール目標，退院予定日などを参加者に提示している．

2. 心臓リハビリテーションの特徴とプログラム

当科では，入院患者は原則的に心リハを行う方針としているが，関節リウマチや整形外科的疾患を合併した高齢患者も多く，必ずしも積極的な運動リハビリができない患者も多い．心リハの内容は多岐に渡り，ベッド上の廃用予防程度の関節可動訓練からベッド上アシスト付自転車エルゴメータ，起立訓練・車椅子移乗訓練，椅坐位アシスト付自転車エルゴメータ，歩行，10m/15秒以内の歩行可能な患者さんは自転車エルゴメータ，ストレッチ，筋トレ，と患者の状態・能力に合わせたテーラーメードのリハビリを可能としている．また自転車エルゴメータ可能な患者には心肺運動負荷試験による嫌気性代謝閾値を測定し，効率の良い運動処方を行っている．

クリニカルパスの運用については，当科の入院患者は，関節リウマチや整形外科的疾患を合併した高齢心疾患患者が多く，なかなかパスに乗せることが難しいのが現状である．当科では疾患や手術法などによってクリニカルパスを分類していない．心不全の増悪期や急性期ではなく，炎症反応がおちついている状況であれば，可能な限り早期から開始するようにしている．当科でのプログラムのご提示をお願いします．その間に医師，看護師，理学療法士，管理栄養士，薬剤師の5職種が心リハにかかわるようになっている．また当科におけるリハビリテーション実施計画書の記載は，リハ開始時とリハ終了時（退院時）の二回の評価・比較を行うようにしている．最近では，問診，身体所見，血液検査所見により行う簡易栄養状態評価表（MNA®），欧州静脈経腸栄養学会による栄養評価表（CONUT），高齢者栄養危険評価（GNRI）の三種の栄養評価に加え，インピーダンス法（InBody®）による体液量の測定，握力・下肢筋力測定も入院時（リハ開始時）と退院時に合わせて行うようにしており，サルコペニアや心疾患やその他の慢性疾患による悪液質の評価を積極的に行うようにしている．

3. 心臓リハビリテーション運営の実際

施設基準	☑ Ⅰ □ Ⅱ	**心臓リハビリテーション指導士研修制度認定施設**	☑ あり □ なし
対象とする時期	☑ 急性期 ☑ 前期回復期 □ 後期回復期 □ 維持期（Medix Club □ あり □ なし）		
施設形態	☑ 大学病院 □ 専門病院 □ 総合病院 □ 有床診療所 / クリニック		
施設の概要	急性心筋梗塞収容数 約(3)人 / 年 心臓カテーテル検査(228)件 / 年 うち PCI(77)件 心臓外科手術(0)件 / 年 心臓リハビリテーション：入院(9270)単位 / 年 外来(2800)単位 / 年 CPX(心肺運動負荷試験)(220)件 / 年		

スタッフの内訳 ( )内数字は心臓リハビリテーション指導士数				
	医師	常勤 6 / 非常勤 4 人 (3)	臨床検査技師	常勤 0 / 非常勤 0 人 (0)
	看護師	常勤 24/ 非常勤 0 人 (0)	薬剤師	常勤 2 / 非常勤 0 人 (0)
	理学療法士	常勤 4 / 非常勤 0 人 (2)	管理栄養士	常勤 3 / 非常勤 0 人 (0)
	臨床心理士	常勤 0 / 非常勤 0 人 (0)	ソーシャルワーカー	常勤 3 / 非常勤 0 人 (0)
	健康運動指導士	常勤 0 / 非常勤 0 人 (0)	その他	常勤 0 / 非常勤 0 人 (0)

【運動療法の種類】		
	有酸素運動	
ウォーキング	☑ 有 □ 無	病棟（院内）歩行
エアロビクス	☑ 有 □ 無	テレビモニターを見ながら 10 分位
ステップエクササイズ	□ 有 ☑ 無	
自転車エルゴメータ	☑ 有 □ 無	9 台
リカベント式自転車エルゴメータ	☑ 有 □ 無	アシスト付自転車エルゴメータ 4 台
トレッドミル	☑ 有 □ 無	1 台
ニューステップ	□ 有 ☑ 無	
その他		
	レジスタンストレーニング	
セルフトレーニング	☑ 有 □ 無	スクワット，カーフレイズ等
ボールトレーニング	□ 有 ☑ 無	
チューブトレーニング	□ 有 ☑ 無	
シーテッドロングロウ	□ 有 ☑ 無	
チェストプレス	□ 有 ☑ 無	
レッグプレス	□ 有 ☑ 無	
その他		
	ストレッチ体操	
	☑ 有 □ 無	テレビモニターを見ながら，体幹，四肢のストレッチ
【患者教室】		
心臓病教室	□ 有 ☑ 無	
その他	栄養指導を管理栄養士が 3 回 / 月	
【その他】		
屋内レクリエーション	□ 有 ☑ 無	
屋外レクリエーション	□ 有 ☑ 無	
リラクゼーション	□ 有 ☑ 無	

誠潤会

水戸病院

心臓・血管リハビリテーションセンター　土田博光

1. 施設紹介

①施設紹介

誠潤会水戸病院は43床の小病院で，心臓血管診療を主力診療科とするが，開心術は行っていないため，心臓リハビリテーションの対象は，心不全患者や経皮的冠動脈形成術後の患者である．一方，血管診療に関しては，トレッドミルによる負荷検査も可能なバスキュラーラボを有し，そこでの跛行距離測定等の正確な評価に基づいたリハビリテーション．さらに，血管内治療，血管外科手術，高気圧酸素療法，LDLアフェレーシスなど，血管治療に関しては，ほぼすべての治療の選択肢を有している．

②チームアプローチの実際

医師の指示のもと，看護師，理学療法士が実施にあたるが，導入前には必ず管理栄養士による栄養指導を行っている．カンファレンスは入院患者には回診時にベッドサイドカンファレンスとして行い，外来患者は定期的にカルテベースでカンファレンスを行って，可能なかぎり多職種の参加を心がけている．

2. 心臓リハビリテーションの特徴とプログラム

心疾患対象のリハはCPXデータから運動処方し，主にエルゴメータで運動するスタイルで，他施設と比べ特徴はないので割愛し，末梢動脈疾患（PAD）モデルについて述べる．当施設では，TASC IIのガイドラインを若干変更し，以下のような方法で行っている．

1）間歇性跛行肢

①リハ前評価

バスキュラーラボにおいて，トレッドミルを用い，跛行出現距離（PFWD：pain-free walking distance）及び最大跛行距離（AWD：absolute walking distance）測定（3.2 km/h，無理であれば2.4 km/h，傾斜12％）を行う．さらに負荷ABI（原則前記条件で100 m歩行，100 m歩けなければその距離で中止し回復時間を測定），PWV，FMDなどの無侵襲検査や，SF-36等のQOL評価を行った後，エントリーテストを兼ねエルゴメータでCPXを行う．

②運動処方（表1）

運動処方は，AT処方ではなく（通常ATに到達する前に疼痛のため終了する），PFWDとAWDの中間程度で中止し，休憩を入れてまた歩くというトレッドミル負荷を，合計30分～1時間行う．軽症例では長時間歩けるため，歩行速度を4.8km/hまで上げるか，またはSkinner-Gardner protocol（3.2 km/hrの速度で2分ごとに2%ずつ傾斜をつけてゆく）を用いる．患者と相談して方法を選択するが，前者を用いることが多い．監視下運動を週3回以上施行することが推奨されているので，可能な患者はそうするが，通院困難な患者が多く，週1回通院で他は在宅で行うハイブリッド型運動療法の形をとることも多い．

③リハ後評価

通常3ヶ月を1クールとし，3ヶ月の時点でリハ前と同様の評価を行う．

2）重症虚血肢

通常血行再建術が施行されるため，術前，患肢は拘縮予防のROM訓練のみ，健側肢及び上肢，体幹は，筋力増強を目的としたリハを行う．術後は，直後より，患肢の関節可動域改善のためのストレッチ，1，2日後より起立，歩行訓練，さらにレジスタンストレーニングを開始する．歩行訓練は，平行棒，歩行器等で行うことが多いが，可能な患者はトレッドミル訓練を行う．

リハビリテーション実施計画書は，別紙「様式21の5」に準じたものに当院独自のものを加えて使用している．当院独自のものについては，説明時に書き込みが行われるので，指導内容が書き込まれ，患者サイン，説明者サインをもらったものが本書となる．体重，血圧，心負荷，腎機能，脂質，糖代謝については，経過が分かるようにグラフを作り渡している．

表1　PAD：間歇性跛行モデル（TASCⅡガイドラインを改変）

方　法	原則トレッドミル
速　度	3.2 km/h，無理な場合2.4 km/hないし可能な速度で
傾　斜	12%
運動中止	痛みが中等度になった時点で中止．軽快したら再開．
時　間	運動と安静の繰り返しで30分から60分．
頻度・期間	週1～3回（最低1回は通院）3カ月．希望あれば5カ月．
負荷増加	4.8 km/hまで速度を上げる．またはSkinner-Gardner protocolを用いる．
注　意	過度の疲労や痛みは避ける．冠疾患合併時，過心負荷に注意し．胸苦を訴えれば直ちに中止，心電図をとる．

3. 心臓リハビリテーション運営の実際

施設基準	☑ Ⅰ □ Ⅱ	**心臓リハビリテーション指導士研修制度認定施設**	□ あり ☑ なし
対象とする時期	☑ 急性期 ☑ 前期回復期 ☑ 後期回復期 ☑ 維持期（Medix Club □ あり ☑ なし）		
施設形態	□ 大学病院 ☑ 専門病院 □ 総合病院 □ 有床診療所 / クリニック		
施設の概要	急性心筋梗塞収容数 約(50)人 / 年 心臓カテーテル検査(129)件 / 年 うち PCI(44)件 心臓外科手術(0)件 / 年 心臓リハビリテーション：入院(40000)単位 / 年 外来(3000)単位 / 年 CPX(心肺運動負荷試験)(130)件 / 年		

スタッフの内訳 ( )内数字は心臓リハビリテーション指導士数	医師	常勤 1 / 非常勤 0 人（ 1 ）	臨床検査技師	常勤 2 / 非常勤 0 人（ 2 ）
	看護師	常勤 1 / 非常勤 0 人（ 1 ）	薬剤師	常勤 1 / 非常勤 0 人（ 0 ）
	理学療法士	常勤 3 / 非常勤 0 人（ 2 ）	管理栄養士	常勤 1 / 非常勤 0 人（ 0 ）
	臨床心理士	常勤 0 / 非常勤 0 人（ 0 ）	ソーシャルワーカー	常勤 0 / 非常勤 0 人（ 0 ）
	健康運動指導士	常勤 0 / 非常勤 0 人（ 0 ）	その他	常勤 0 / 非常勤 0 人（ 0 ）

【運動療法の種類】		
	有酸素運動	
ウォーキング	☑ 有 □ 無	屋内で 120m のトラックを使用
エアロビクス	□ 有 ☑ 無	
ステップエクササイズ	□ 有 ☑ 無	
自転車エルゴメータ	☑ 有 □ 無	キャッツアイ EC-MD100 2 台
リカベント式自転車エルゴメータ	☑ 有 □ 無	キャッツアイ EC-2300R 1 台
トレッドミル	☑ 有 □ 無	Life Fitness 93T 2 台
ニューステップ	□ 有 ☑ 無	
その他	クロストレーナー Life Fitness 95xi 1 台	
	レジスタンストレーニング	
セルフトレーニング	☑ 有 □ 無	スクワット，足関節の底・背屈運動
ボールトレーニング	☑ 有 □ 無	大腿四頭筋，股関節内転筋の筋力トレーニング
チューブトレーニング	☑ 有 □ 無	セラバンド ® を無料貸し出しして実施
シーテッドロングロウ	□ 有 ☑ 無	
チェストプレス	□ 有 ☑ 無	
レッグプレス	□ 有 ☑ 無	
その他		
	ストレッチ体操	
	☑ 有 □ 無	主動作筋に対するストレッチ
【患者教室】		
心臓病教室	☑ 有 □ 無	月 1 回開催
その他	管理栄養師による個別指導をリハビリ開始時に 1 回及び患者希望があればその都度．集団栄養指導を年 2 回	
【その他】		
屋内レクリエーション	□ 有 ☑ 無	
屋外レクリエーション	☑ 有 □ 無	隣接する運動公園でのウォーキングを年に 2 回実施
リラクゼーション	☑ 有 □ 無	患者希望によりヒーリングミュージックを流す

特定医療法人社団 勝木会
やわたメディカルセンター

循環器内科　副院長　**勝木達夫**（医師）

1. 施設紹介

やわたメディカルセンター（当院）は石川県小松市に位置し，平成 13 年 10 月に新設された 258 床の私立病院（7：1 看護，一般急性期 3 病棟，亜急性期 1 病棟，回復期リハ 1 病棟で構成）である．基本コンセプトとして病気にならない病院，21 世紀型の癒しの空間の創造を掲げている．前身は昭和 43 年創立のリハビリテーション加賀八幡温泉病院で，主に脳血管疾患や整形外科領域のリハビリテーションを行っていた．新病院になり冠動脈造影，カテーテルインターベンションが導入され，平成 16 年 10 月心臓リハビリテーション（CR）施設基準を取得し，集団運動療法と心臓病教室を開始した[1), 2)]．同時に隣接の厚労省指定運動療法施設（指定 001 号）北陸体力科学研究所（北体研）において，維持期を見据えた緩やかな監視型集団 CR プログラムを開始した[1), 3)]．当院は平成 18 年 4 月から施設基準 I を取得している．また，平成 19 年から石川県心臓リハビリテーション研究会事務局，平成 21 年から日本心臓リハビリテーション学会指定心臓リハビリテーション研修制度認定施設である．現在，心リハ指導士は 17 名在籍している．

2. チームアプローチの実際

CR 専従 1 名，専任 1 名はいずれも理学療法士であり，通常の CR セッションでは医師，看護師，理学療法士，臨床検査技師の 4 職種が現場で同時に関わる．必要時に管理栄養士，薬剤師に現場での指導を要請する．関与する全職種が参加して運営会議兼勉強会を月 1 回開催し，情報共有やスキルアップに努めている．カンファレンスは外来通院 CR 患者週 3 回，入院 CR 患者週 1 回を開催し，院内スタッフのみならず北体研スタッフの理学療法士，臨床検査技師，健康運動指導士も参加する．経時的変化を当院独自のレーダーチャート[4)]で可視化する．カンファレンス記録は電子カルテに保存され，北体研での共有も可能である．看護師による看護面談に加え，薬剤師，管理栄養士，理学療法士による個別指導，さらに医師，臨床検査技師，健康運動指導士，心理相談員を加えた集団心臓病教室を週 3 回開催している．運動指導には理学療法士と健康運動指導士の両者が関わり，前者はより重複疾患に配慮した，後者はより楽しさを加えた運動指導によりアドヒアランスを高める工夫をしている.

3. 当院のCRの特徴

当院のCRの特徴を以下に示す. 1. 集団運動療法の時間集約により運営を効率化する. 2. 病院での急性期, 回復期に続き, 北体研で維持期のCRを提供することでシームレスサポートを実現する[1), 3)]. 3. 経皮的冠動脈形成術 (PCI) 施行翌日, 末梢動脈疾患 (PAD) への末梢血管インターベンション (EVT) 当日からの運動療法を開始する[5)]. 4. 和温療法を積極的に併用する[6)]. 5. 下肢閉塞性動脈硬化症に対するLipoPGE1併用ヘパリン運動療法を積極的に導入する. 6. 睡眠時無呼吸症候群へ積極的に介入, 治療をする. 7. 運動処方はやわた簡易式で処方を開始し, 心肺運動負荷試験で確認, 修正する[7)]. 詳細は他稿に譲る[8)].

4. 当院のPCI, PTA (EVT) パスの紹介, その特徴

最も特徴的なことは治療翌日に運動療法を開始することである. 待機的PCIの場合, 当日入院で午後施行し, 翌日午後にCRエントリーを開始する (図1, 2). 初回PCI在院日数が原則2泊3日 (2回目以降は1泊2日が多い) と限られた中で, 適切な運動強度を体感し, また通院CR継続患者と一緒に集団運動療法に参加することを目的とする. 翌々日午前にも2回目の体験後, 退院時運動指導を行い, 可能であれば定期的通院CRへの参加を促す. 不可能であれば再診時の評価としてのCR利用を勧め, 具体的な目標設在をした在宅運動療法とセルフモニタリング指導を行う.

PADに対するEVT入院では手術施行前にCRにて歩行能力評価を行い, 同様に翌日から運動療法を行う. 歩行プログラムは原則トレッドミルを用い2.4km/hrの5%傾斜で開始するが, 追従できない場合には自由歩行速度を測定し, その5%傾斜で行う. 10分間の歩行が可能になれば, 速度あるいは傾斜角度を変更する. PCIは一般的に経橈骨動脈アプローチによるインターベンション (TRI) で施行しているのに対してEVTは大腿アプローチも多いが. ベッド上安静時間はEVTの場合, 浅大腿動脈以下に対する4Frで経皮的冠動脈バルーン形成術 (POBA) のみの予定術式では3時間, 腸骨領域も含めた6Frでのステント留置の場合には4時間で歩行可能としている. EVT症例において膝下病変を合併している場合には, 歩行障害の程度により入院期間を2～4週間延長し運動療法30分前のヘパリン3000単位+LipoPGE1 10μgの静脈内薬剤投与や和温療法を併施することもある.

また, 隣接の歯科診療所で歯周病検診を積極的に推奨したり, 睡眠モニターや糖負荷検査を行う事により, 潜在危険因子の発見, 改善に努めている.

参考文献

1) 勝木達夫, 酒井有紀：病院における維持期運動習慣継続への取組み—施設基準取得前後での

取り組み―．臨床運動療法研究会誌 7: 1-4, 2005
2) 酒井有紀，勝木達夫，坂下真紀子，他：施設基準取得前後の心臓リハビリテーション．心臓リハビリテーション 11: 41-43, 2006
3) 山口宏美，勝木達夫：健康増進施設を利用した維持期心臓リハビリテーション．臨床運動療法研究会誌 11: 20-23, 2009
4) 佐藤俊一，酒井有紀，山口宏美，他：レーダーチャートを用いた，冠危険因子管理と患者指導の試み．心臓リハビリテーション 15(suppl): S250, 2010
5) 勝木達夫，酒井有紀，坂下真紀子，他：経皮的冠動脈形成術直後からの心臓リハビリテーション導入．心臓リハビリテーション 11: 90-93, 2006
6) 勝木達夫，佐藤俊一，北野鉄平，他：通院型和温療法．心臓リハビリテーション 16: 193-196, 2011
7) 高橋和代，勝木達夫，坂下真紀子，他：運動処方における安静時心拍数からの簡易式の妥当性．心臓リハビリテーション 14: 94-97, 2009
8) 勝木達夫，大谷啓輔，酒井有紀：心臓リハビリテーション施設紹介②やわたメディカルセンターにおける心臓リハビリテーションの立ち上げ．臨床リハビリテーション 17: 964-969, 2008

5. 心臓リハビリテーション運営の実際

施設基準	☑ Ⅰ □ Ⅱ	**心臓リハビリテーション指導士研修制度認定施設**	□ あり □ なし	
対象とする時期	□ 急性期 □ 前期回復期 □ 後期回復期 □ 維持期（Medix Club □ あり □ なし）			
施設形態	□ 大学病院 □ 専門病院 ☑ 総合病院 □ 有床診療所 / クリニック			
施設の概要	急性心筋梗塞収容数 約(12)人 / 年 心臓カテーテル検査(384)件 / 年 うち PCI(117)件 心臓外科手術(0)件 / 年 心臓リハビリテーション：入院(4095)単位 / 年 外来(6168)単位 / 年 CPX(心肺運動負荷試験)(137)件 / 年			
スタッフの内訳 ( )内数字は心臓リハビリテーション指導士数	医師	常勤 4 / 非常勤 0 人（ 2 ）	臨床検査技師	常勤 4 / 非常勤 0 人（ 4 ）
	看護師	常勤 13/ 非常勤 0 人（ 5 ）	薬剤師	常勤 2 / 非常勤 0 人（ 1 ）
	理学療法士	常勤 7 / 非常勤 0 人（ 5 ）	管理栄養士	常勤 3 / 非常勤 0 人（ 0 ）
	臨床心理士	常勤 0 / 非常勤 0 人（ 0 ）	ソーシャルワーカー	常勤 0 / 非常勤 0 人（ 0 ）
	健康運動指導士	常勤 1 / 非常勤 0 人（ 0 ）	その他	常勤 0 / 非常勤 0 人（ 0 ）

【運動療法の種類】		
	有酸素運動	
ウォーキング	☑ 有 □ 無	
エアロビクス	☑ 有 □ 無	チェアビクス
ステップエクササイズ	☑ 有 □ 無	1 台
自転車エルゴメータ	☑ 有 □ 無	7 台
リカベント式自転車エルゴメータ	☑ 有 □ 無	1 台
トレッドミル	☑ 有 □ 無	2 台
ニューステップ	☑ 有 □ 無	2 台
その他		
	レジスタンストレーニング	
セルフトレーニング	☑ 有 □ 無	
ボールトレーニング	□ 有 ☑ 無	
チューブトレーニング	☑ 有 □ 無	
シーテッドロングロウ	□ 有 ☑ 無	
チェストプレス	□ 有 ☑ 無	
レッグプレス	☑ 有 □ 無	
その他		
	ストレッチ体操	
	☑ 有 □ 無	
【患者教室】		
心臓病教室	☑ 有 □ 無	毎週月・水・金 週 3 回 2 講義ずつ 40 分程度
その他		
【その他】		
屋内レクリエーション	□ 有 ☑ 無	
屋外レクリエーション	□ 有 ☑ 無	
リラクゼーション	□ 有 ☑ 無	

入院診療計画書

やわたメディカルセンター

CP000445 様　パス名：PCI
病名：　　担当医：　　受持ち看護師：　　説明看護師：　　患者様サイン：

期間	No	未定	未定	未定	未定
経過		入院当日(検査前)	治療日(治療後)	治療翌日	退院日
適応基準	P	待機的PCIを行う症例			
アウトカム	P	・心カテオリエンテーションが理解できる ・不安の表出ができる	・迷走神経反射の症状を起こさない ・穿刺部からの出血がない ・疼痛の緩和ができる ・圧迫止血による神経障害や血流障害を起こさない ・血栓・塞栓症を起こさない ・造影剤アレルギーを起こさない ・感染を起こさない ・安静度が守られる	・穿刺部からの出血がない ・疼痛の緩和ができる ・圧迫止血による神経障害や血流障害を起こさない ・血栓・塞栓症を起こさない ・感染を起こさない ・安静度が守られる ・教育指導後に生活習慣改善への 意欲的な発言がきかれる ・入院予定期間で退院できる	・入院予定期間で退院できる ・教育指導後に生活習慣改善への 意欲的な発言がきかれる
活動・安静度	P	院内自由	＜橈骨・上腕アプローチ＞ ・1時間以内・・・室内フリー・1時間後・・・病棟内フリー ※橈骨…TRバンド 帰室1時間後：エアー2cc抜く 帰室2時間後：エアー2cc抜く ※肘・・・ブリードセーフ 帰室1時間後：エアー10cc抜く 帰室2時間後：エアー10cc抜く ☆エア抜きの途中で出血があれば、抜いた分のエアーを戻す (詳細はフローチャート参照) ＜大腿アプローチ＞ ※帰室直後から6時間経つまでは、 仰臥位で絶対安静、下肢の抑制 (側臥位禁・穿刺側屈曲禁) ※砂嚢：必要時医師が指示されます。 砂嚢実施した場合・・・1時間後除去 ・6時間後から問題なければ、寝返り可 軽度の膝の屈曲可 ・翌朝の安静解除はDrが行う	＜TRバンド・ブリードセーフの場合＞ ・看護師がエアーを抜く 出血・血腫がないことを確認後に TRバンド/包帯・シーネ・ブリードセーフを外す ＜大腿アプローチ＞ ・朝食事ギャッジアップ60°まで可 ・翌朝に医師の診察後から安静解除 ・安静解除後、院内自由	院内自由
治療・処置	P	【検査予定1時間前より準備開始】 ・時計、義歯、眼鏡(コンタクトレンズ)を外す ・化粧、マニキュアをとる ・検査衣に着替える ☆ルートは長く準備する (シュアプラグ2個×1+シュアプラグ1個×2) ー上肢アプローチー ・点滴ライン確保(左腕22G留置) ※左手からの場合は右手に血管確保 ・橈骨動脈のマーキング ー大腿アプローチー ・検査衣に着替える時、下肢は腰巻きタイプとする ・点滴ラインを確保する ・クリッパー処置 ・カテパンツの購入の確認 ・足背動脈のマーキング	・指示ある場合のみ、帰室直後12誘導心電図をとる。 ・バイタルチェック：帰室3時間後までは必須 ・治療後にソルラクト1本目の点滴が終了次第、 2本目のソルラクトをつなげる。	・深夜で12誘導心電図をとる (回診時までに) (FMDがある場合は、その時に12誘導心電図施行) ・心電図モニター監視は看護師判断で外す (ただし12誘導モニター使用の患者は主治医確認後に外す) ・FMDへはゆっくり歩いて行くように説明 (安静時の検査が望ましいため)	
検査	P	・移動方法：ベッドで入室する。			
リハビリ	P			心臓リハビリテーション実施	心臓リハビリテーション実施
説明・指導・栄養・服薬	P	・入院時オリエンテーション ・PCIパスオリエンテーション ・入院診療計画書　・PCI同意書 ・服薬指導 ・特別な栄養管理の必要性　（　有　・　無　） ☆生活習慣アンケートの実施		・生活習慣アンケートを参考にし、教育指導を実施する。	退院時オリエンテーション
食事	P	・昼欠食 ・午前中は水分摂取可	・水分は帰室直後より可能 ・夕食は帰室1時間後より可能 (必要時心カテ食へ)	入院時の食事にもどる FMD施行時は朝食を遅食にする。	
排泄	P	・尿道留置カテーテル挿入 尿道留置カテーテル挿入困難時、 本人から拒否の場合 →主治医へ報告し指示をあおぐ	・トイレ可能の時は見守りで行う ・尿道留置カテーテルの挿入時は床上で行う	・尿道留置カテーテル抜去	
清潔	P	・入浴可	・更衣・清拭(必要時)	・翌日はシャワー可、それ以降は入浴可	
対症指示	P	・胸痛時ニトロペン1錠舌下→ 15分で改善無ければもう1錠舌下→ 30分でも改善なければECG→Drコール	・悪心時、プリンペラン1A静注 ・不眠時ゾピクロン1錠使用可 ・疼痛時、腰痛時、ロゼオール1錠内服		

入院診療計画書

CP000445　様　　パス名：PCI　　　　　　　　　　　　　　　　　　　　やわたメディカルセンター
病名：　　　担当医：　　　受持ち看護師：　　　説明看護師：　　　患者様サイン：

期　間	No	未定	未定	未定	未定
経　過		入院当日(検査前)	治療日(治療後)	治療翌日	退院日
アウトカム	P	オリエンテーションが理解でき、不安なく検査が受けられる ※気がかりなことがありましたら遠慮なくお聞き下さい	・出血や痛み、気分不快などがあれば、 ナースコールすることができる ・水分摂取の必要性がわかる ・安静度が守ることができる	・生活習慣の改善に取り組むことができる	入院予定期間で退院できる
活動・安静度	P	・病院内自由です。 (症状によって制限されることもあります) 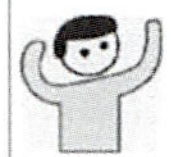	【手首/肘からの場合】 ・帰室直後から：室内、トイレまでの歩行ができます 圧迫帯は翌朝に止血確認後、外します 圧迫帯の空気を抜く途中で出血があった場合は、空気の　　入れ直しをします ☆手首を曲げたり、重いものは持たないで下さい 【大腿部の場合】 ・帰室直後から6時間経つまでは、仰向けのままで 足を動かすことが出来ません ・6時間後から問題なければ、自分で寝返りを することができます(軽く膝を曲げることもできます)	＜手首と肘の場合＞ ・看護師が固定帯を外します ☆穿刺部からの出血があった場合は、 止血固定を延長する場合があります 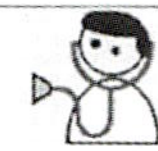 ＜大腿部の場合＞ ・朝食はベッドの挙上を60度まで可能です ・朝の診察時に、医師が 圧迫止血帯を外します ☆止血帯が外れるまで、 座ったり、歩いたり出来ません ・安静終了後に病院内自由です。 (症状によって制限されることもあります)	・病院内自由です。 (症状によって制限されることもあります)
治療・処置	P	・治療を行う部位の毛剃り(大腿部からの場合)と マーキングを行います ・検査衣に着替えます ・指輪・時計・義歯などは外して下さい ・大腿部からの検査の時は 検査用パンツを着用して下さい ・点滴を行います 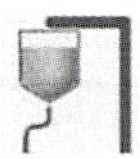	・血圧など症状の観察は帰室から3時間後までは必ずチェックします。 ☆その後も適宜、観察していきますが、 『胸が痛い』『胸がつらい』『息がしにくい』『気持ち悪い』などの 症状がありましたらすぐに教えてください。	・FMDへはゆっくり歩いて行って下さい (安静時の検査が望ましいため)	
検査	P	・検査の時間は『午後　　　　時ごろ』です。 ・1階の血管造影室で行います。 ・検査室には看護師と一緒にベッドで移動します。	・心電図モニターを装着します ・帰室直後、1時間後、2時間後、3時間後に 血圧、体温を測ります ・治療した部位からの出血の有無を確認します	・12誘導心電図の検査をします ・医師の診察後に心電図モニターを外します ・血管内皮機能の検査を受けてもらう場合があります	
リハビリ	P			心臓リハビリテーションがあります。	・心臓リハビリテーションがあります。
説明・指導・栄養・服薬	P	・大腿部からの検査の方は、 検査用パンツを購入下さい (1階の売店で購入して下さい) ・服薬指導があります ・特別な栄養管理の必要性　(　有　・　無　) ・10時40分より心臓病教室があります ・入院について、治療についての 説明があります ・アンケート形式で生活習慣についてお聞きします。	・治療した部位からの出血や、 痛みが強くなった場合は直ぐにお知らせ下さい ・主治医より治療後に説明があります ☆退院後の生活、仕事などについてご不明な ことがありましたら、この時にお聞き下さい	・検査前にとった生活習慣アンケートを参考にして、 心臓病・動脈硬化について 看護師から説明させていただきます。 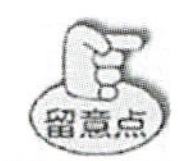	
食事	P	・朝食は食べることができます ・昼食は食べることができません ・水分は午前中であれば、 ご自由にお摂り下さい 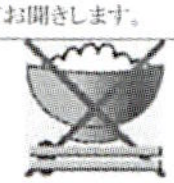	・水分は帰室後にすぐに摂ることができます 治療に『造影剤』を使用しています 体から早く出す為に、 水分は多く取って下さい 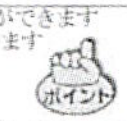 ・夕食は帰室後、1時間後に摂ることができます ☆夕方に医師より、検査結果の説明があります ・退院後の生活、仕事について、 ご不明なことは、この時にご確認下さい。	・圧迫止血帯が外れれば座って 食べることができます ・血管内皮機能の検査を受けてもらう場合は 朝食は検査後となります。 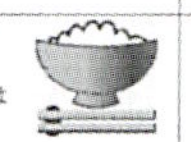	
排泄	P	・おしっこの管を入れる場合があります ☆大腿部からの場合は必ず入れます	・トイレに行きたい時は 必ず看護師にお知らせ下さい 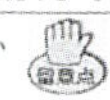	・トイレで出来ます 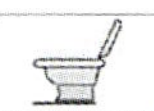	
清潔	P	・治療前までは入浴できます (症状、状態によっては入ることができません)	・治療後は入浴できません	・経過がよければ シャワー浴のみ可能です ・それ以降は入浴可能です 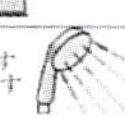	
対症指示	P	・胸部痛・胸部不快がある場合はナースコールでお知らせ下さい。	・眠れないとき、痛みがあるとき、吐き気があるときは ナースコールでお知らせ下さい。		

リハビリテーション総合実施計画書

計画日

氏名　　　様　性別　　生年月日　　年齢　　歳　ID

病名　　　発症日　　経過　　日　要介護認定
手術　　　手術日　　経過　　日　身障手帳

入院日　　入院元　　　日　（リハ病棟入院日　　　日）

担当者　リハ医師　各科医師　看護師　理学療法士　作業療法士　言語聴覚士　ソーシャルワーカー

機能障害

運動麻痺　　　言語聴覚障害
筋力低下　　　摂食嚥下障害
関節拘縮　　　疼痛
知覚障害　　　呼吸・循環障害
失行・失認　　排泄機能障害

日常生活活動

		初期	現在	目標	備考
身の回り活動	食事				
	整容				
	入浴				
	更衣/上				
	更衣/下				
	トイレ動作				
排泄	排尿調節				
	排便調節				
移乗・移動	移乗/ベッド				
	移乗/トイレ				
	移乗/浴槽				
	歩行				
	車椅子駆動				
	階段昇降				
認知機能	理解力				
	意思の表出				
	社会的交流				
	問題解決				
	記憶				
		0	0	0	

点数基準
7：自立
6：修正自立
5：見守り
4：軽度介助
3：中度介助
2：重度介助
1：全介助

生活環境
家屋　　居室
同居家族

社会活動
職業
社会参加
余暇活動

心理

要望
患者様
ご家族

経過説明

やわたメディカルセンター

ID　氏名　様

リハビリテーション目標・見込み
リハ目標
見込み　退院先　　退院（終了）時期　　自立度
介護保険サービス　　住宅改修
その他

活動目標とリハビリテーションの方法

① 活動項目　　目標内容　　期間
方法　1　　担当
2　　担当
3　　担当

② 活動項目　　目標内容　　期間
方法　1　　担当
2　　担当
3　　担当

③ 活動項目　　目標内容　　期間
方法　1　　担当
2　　担当
3　　担当

健康管理の方法

① 管理項目
方法　　担当

② 管理項目
方法　　担当

③ 管理項目
方法　　担当

備考

説明後のご意見・ご希望など　⇒　説明者の回答内容

ご署名	患者様・ご家族	説明者

やわたメディカルセンター
〒923-8551 小松市八幡イ12-7
TEL 0761-47-1212 FAX 0761-47-1941

公益財団法人田附興風会 医学研究所

北野病院

心臓センター　中根英策
心臓センター　田中　希

1. 施設紹介

①施設紹介

当院心臓リハビリテーションは，2001年野原隆司先生を中心に開設した．当時のスタッフは医師，運動指導士，看護師で，集団運動療法が中心であった．その後，包括的プログラムに移行．2010年5月より虚血性心疾患の二次予防を病診連携で継続的に行う為，虚血性心疾患地域連携パスの使用を開始した．

2010年10月からは医師，看護師，理学療法士，薬剤師，管理栄養士，運動指導士による心リハチームを作り，心リハカンファレンス開始．また同時期に，心不全離床パスを開始．現在，年間のべ466人に心臓リハビリを行っている．現在の心リハスタッフは，医師2名（内科・外科），看護師4名，理学療法士3名，運動指導士1名，薬剤師2名，管理栄養士2名である．

②チームアプローチの実施

心リハカンファレンス（個々の患者についての現状・問題点・今後の方針について）を行う（1回／週）．

討議内容は，

◎リハビリの進行状況

目標ADLに対してのリハビリの進行状況を報告．進行状況が悪ければ原因（リハビリ量や意欲低下など）を考え，対応を討議し（リハビリ量が少なければ，自主トレメニューを追加，意欲低下ならリエゾン看護師に相談など），変更，介入する．

◎患者教育

特に高齢の心不全患者は，患者によって認知度が違い，家族構成もさまざまであるため，誰（本人・家族・ヘルパーなど）に食事・セルフモニタリング（体重や水分量）・薬物指導を行うかを討議して，早い段階から有効な指導を行う．

◎食事摂取状況

食事摂取状況や適切な食事提供が出来ているかを評価する．摂取状況が悪ければ，食事内容の個別対応の必要性を討議する．個別対応は，管理栄養士が患者と面談した上で，制限内で食事内容を変更する．

◎薬剤

現在の処方が，適正量で投与されているかを薬剤師がチェックする．また，服薬のアドヒアランスを上げる為の工夫を討議する．

討議された内容は，議事録（図 1）として，心リハチームメンバー以外の心臓センター医師・病棟看護師にもメールで送信している．

2. 心臓リハビリテーションの特徴と具体的クリニカルパス

①心不全離床パス（図 2）

作成の工夫として，①進行状況が一目で分かる，②各ステージに自主トレメニューを組み込んだ．そして，パスをベット周囲の見やすいところに貼るようにした．パスの進行が一目でわかることにより，心リハに関わるものがすぐに進行状況が確認出来るようなった．また，患者本人も確認出来ることによりリハビリへのモチベーションの維持にも寄与している．一方，自主トレメニューを設けることで 1 日に複数回リハビリが行え，離床の進行に良い影響を与えている．

運用の工夫として，早期介入と介入者間で差が出ないように開始基準（表 1）と，離床プログラムフローチャートと stage 進行基準（図 3）を合わせて作成した．

②虚血性心疾患地域連携パス

当院では，虚血性心疾患患者の二次予防を病診連携で継続的に行う為に循環型の連携パスで行っている（図 4）．

作成の工夫として，①パス記載内容の簡潔化，②患者に記載していただく自己管理用紙の併用，③バリアンスの明確化を行った．

運用に関しては再診期間を 6 ～ 12 カ月毎とした．パス利用率を高める為の工夫として，パス導入時に連携を行う診療所に対して，事前にパスの使用了承を得てから導入を開始．また，再診日までにパスと採血データなどの返信がないと診療所に確認の連絡をする．これら診療所との連絡は，いずれも当院地域医療サービスセンターが行っている．

3. 心臓リハビリテーション運営の実際

施設基準	☑ Ⅰ □ Ⅱ	**心臓リハビリテーション指導士研修制度認定施設**	□ あり ☑ なし
対象とする時期	☑ 急性期 ☑ 前期回復期 ☑ 後期回復期 ☑ 維持期（Medix Club □ あり ☑ なし）		
施設形態	□ 大学病院 □ 専門病院 ☑ 総合病院 □ 有床診療所 / クリニック		
施設の概要	急性心筋梗塞収容数 約(42)人 / 年 心臓カテーテル検査(800)件 / 年 うち PCI(168)件 心臓外科手術(61)件 / 年 心臓リハビリテーション：入院(6338)単位 / 年 外来(630)単位 / 年 CPX(心肺運動負荷試験)(204)件 / 年		

スタッフの内訳 ( )内数字は心臓リハビリテーション指導士数	医師	常勤 2 / 非常勤 0 人（1）	臨床検査技師	常勤 0 / 非常勤 0 人（0）
	看護師	常勤 3 / 非常勤 0 人（0）	薬剤師	常勤 2 / 非常勤 0 人（0）
	理学療法士	常勤 3 / 非常勤 0 人（2）	管理栄養士	常勤 2 / 非常勤 0 人（0）
	臨床心理士	常勤 0 / 非常勤 0 人（0）	ソーシャルワーカー	常勤 0 / 非常勤 0 人（0）
	健康運動指導士	常勤 1 / 非常勤 0 人（1）	その他	常勤 0 / 非常勤 0 人（0）

【運動療法の種類】		
	有酸素運動	
ウォーキング	☑ 有 □ 無	廊下歩行
エアロビクス	□ 有 ☑ 無	
ステップエクササイズ	□ 有 ☑ 無	
自転車エルゴメータ	☑ 有 □ 無	3 台
リカベント式自転車エルゴメータ	□ 有 ☑ 無	
トレッドミル	☑ 有 □ 無	3 台
ニューステップ	☑ 有 □ 無	1 台
その他		
	レジスタンストレーニング	
セルフトレーニング	☑ 有 □ 無	スクワット，カーフレイズなど
ボールトレーニング	□ 有 ☑ 無	
チューブトレーニング	□ 有 ☑ 無	
シーテッドロングロウ	□ 有 ☑ 無	
チェストプレス	□ 有 ☑ 無	
レッグプレス	□ 有 ☑ 無	
その他		
	ストレッチ体操	
	☑ 有 □ 無	最初は指導するが，基本はポスターみながらセルフ
【患者教室】		
心臓病教室	□ 有 ☑ 無	
その他		
【その他】		
屋内レクリエーション	□ 有 ☑ 無	
屋外レクリエーション	□ 有 ☑ 無	
リラクゼーション	□ 有 ☑ 無	

表１　心不全離床リハビリ開始基準

①人工呼吸器・PCPS・IABP は離脱している．
②安静時に呼吸困難や頻呼吸(呼吸回数 25 回／分未満)なし．(酸素投与下でも可)
③臥位安静時 SpO_2 は，93％以上．(酸素投与下でも可)
④２日連続 1kg 以上の体重増加はない．
⑤収縮期血圧が 80mmHg 以上または 160mm H g 未満で維持出来ている（DOA または DOB 投与下でも可)．
⑥ノルアドレナリンは投与されていない．
⑦臥位安静時脈拍 100 ／分未満．
⑧自覚症状または血行動態異常の原因となるコントロール不良の不整脈(頻拍性心房細動・非持続性心室頻拍など)が存在しない．

入院日：　　　　　　　　　　　退院先（外来先）・予定日：

名前		ID		男・女	年齢		主治医	

担当看護師：

主病名		紹介元	
副病名		高血圧・脂質異常症・糖尿病 たばこ・心不全	
心不全歴	今回　　回目　　前回退院後　　　　日・か月・年		

住所		地域医療介入	不要　未介入　介入中 ()
環境	独居　日中独居　家族　施設	介護認定	なし（不可　不要　要申請）要支援　要介護
認知症	なし　あり　MMSE　　点	ヘルパー	不要　必要（毎日・　回/週）
指導	本人　家族　ヘルパー　他	訪問看護師	不要　必要（週に１回　２週間に１回）
家族	協力的・非協力的	往診医	不要　必要 ()
来院頻度	毎日・回/週・たまに・皆無	担当ケアマネ	
時間帯		ステーション	

退院目標	
入院前の ADL	

リハ　離床パス開始日：

PT		離床ステージ		問題点
OT		ADL		

食事

食種		摂取量	割	
エネルギー	Kcal	必要エネルギー	Kcal	身長：cm
水分制限	mL	指導日（担当）		食事係：妻・本人・他
その他制限		退院後指導日（担当）		宅配弁当：不要・必要

自己管理

疾患指導（担当）	未　本人・家族　()		理解度：　良　不良
目標体重		頓用利尿剤：不使用　使用　　　kg以上	現体重：kg
自己管理用紙記入	記入良・記入不良　　管理良・管理不良　　導入未		
内服管理	管理良　管理不良　看護師見守りで管理可能　看護師管理必須　自己管理未		
服薬指導	未　実施日：　　　　担当者：　　　　対象者：　　　　反応：良　不良		

問題点、検討結果

図１　心臓リハビリテーションカンファレンスシート

日付	安静度	リハビリ内容	自主トレメニュー 座位	自主トレメニュー 歩行
／	院内自由	運動療法	椅子坐位 食事時に1時間 食事以外に午前・午後に60分坐位	1日2往復ずつ増やす
		6分間歩行試験		
／	棟内自由 病棟トイレ可 シャワー可	6分間歩行（快適ペース）		毎食後、個室前を4往復
		廊下歩行（2分間×3回）	椅子坐位 食事時に1時間 食事以外に午前・午後に30分坐位	食事の際デイルームまで歩行
／	室内自由 室内トイレ可	廊下歩行（2分間×1回）	椅子坐位 デイルームで食事 食後60分坐位	室内トイレまで歩行 デイルームまでの移動は車椅子
		室内歩行（1分間）	椅子坐位 デイルームで食事 食後40分坐位	
／	ベッド周辺の歩行可能 バルーン抜去後、 ポータブルトイレ可	起立練習 体重測定	椅子坐位 デイルームで食事 毎食後に20分坐位	デイルームまでの移動は車椅子
／	ベッド上の行動自由	端座位練習	ベッド上端坐位にて食事	
／	ギャッジアップ可能	上下肢運動 呼吸訓練		
		ギャッジアップ90度	ギャッジ座位で食事	

離床プログラム開始からの日数	1	2	3	4	5	6	7	8	9	10	11	12	13	14	15	16	17	18	19	20	21
日付	／	／	／	／	／	／	／	／	／	／	／	／	／	／	／	／	／	／	／	／	／
PTサイン																					
Nsサイン																					

図2　心不全離床段階パス

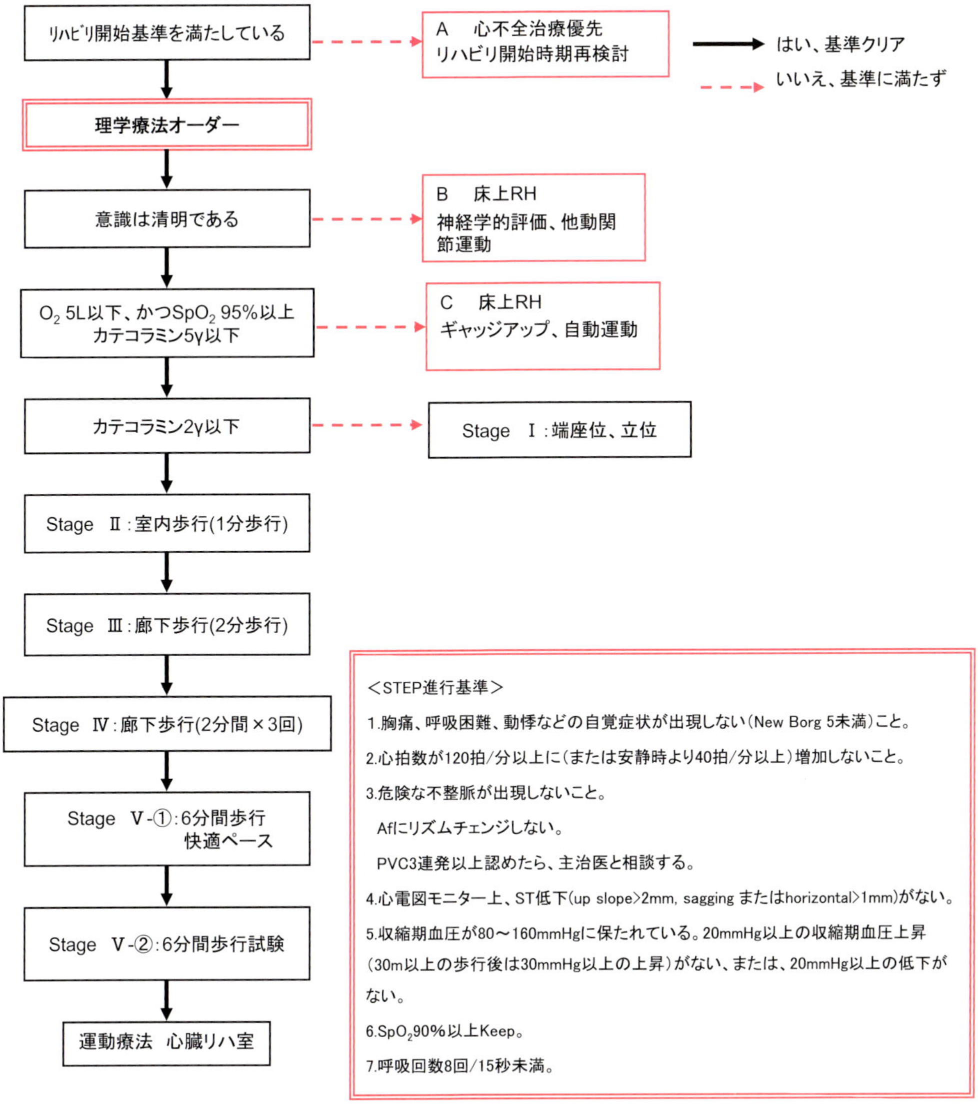
ﾘﾊﾋﾞﾘ開始基準を満たしている
A　心不全治療優先
リハビリ開始時期再検討
はい、基準クリア
いいえ、基準に満たず
理学療法オーダー
意識は清明である
B　床上RH
神経学的評価、他動関節運動
O_2 5L以下、かつSpO_2 95%以上
カテコラミン5γ以下
C　床上RH
ギャッジアップ、自動運動
カテコラミン2γ以下
Stage　Ⅰ：端座位、立位
Stage　Ⅱ：室内歩行(1分歩行)
Stage　Ⅲ：廊下歩行(2分歩行)
Stage　Ⅳ：廊下歩行(2分間×3回)
Stage　Ⅴ-①：6分間歩行
快適ペース
Stage　Ⅴ-②：6分間歩行試験
運動療法　心臓リハ室
＜STEP進行基準＞
1.胸痛、呼吸困難、動悸などの自覚症状が出現しない(New Borg 5未満)こと。
2.心拍数が120拍/分以上に(または安静時より40拍/分以上)増加しないこと。
3.危険な不整脈が出現しないこと。
Afにリズムチェンジしない。
PVC3連発以上認めたら、主治医と相談する。
4.心電図モニター上、ST低下(up slope>2mm, sagging またはhorizontal>1mm)がない。
5.収縮期血圧が80～160mmHgに保たれている。20mmHg以上の収縮期血圧上昇(30m以上の歩行後は30mmHg以上の上昇)がない、または、20mmHg以上の低下がない。
6.$SpO_2$90%以上Keep。
7.呼吸回数8回/15秒未満。

※基準に満たなくても、医師の指示があれば、次のSTEPに進む。

※運動療法へ移行する際は、運動療法禁忌の基礎疾患対象でないことを確認する。対象の場合は、主治医と要相談。

図3　心不全リハビリテーション離床プログラムフローチャート

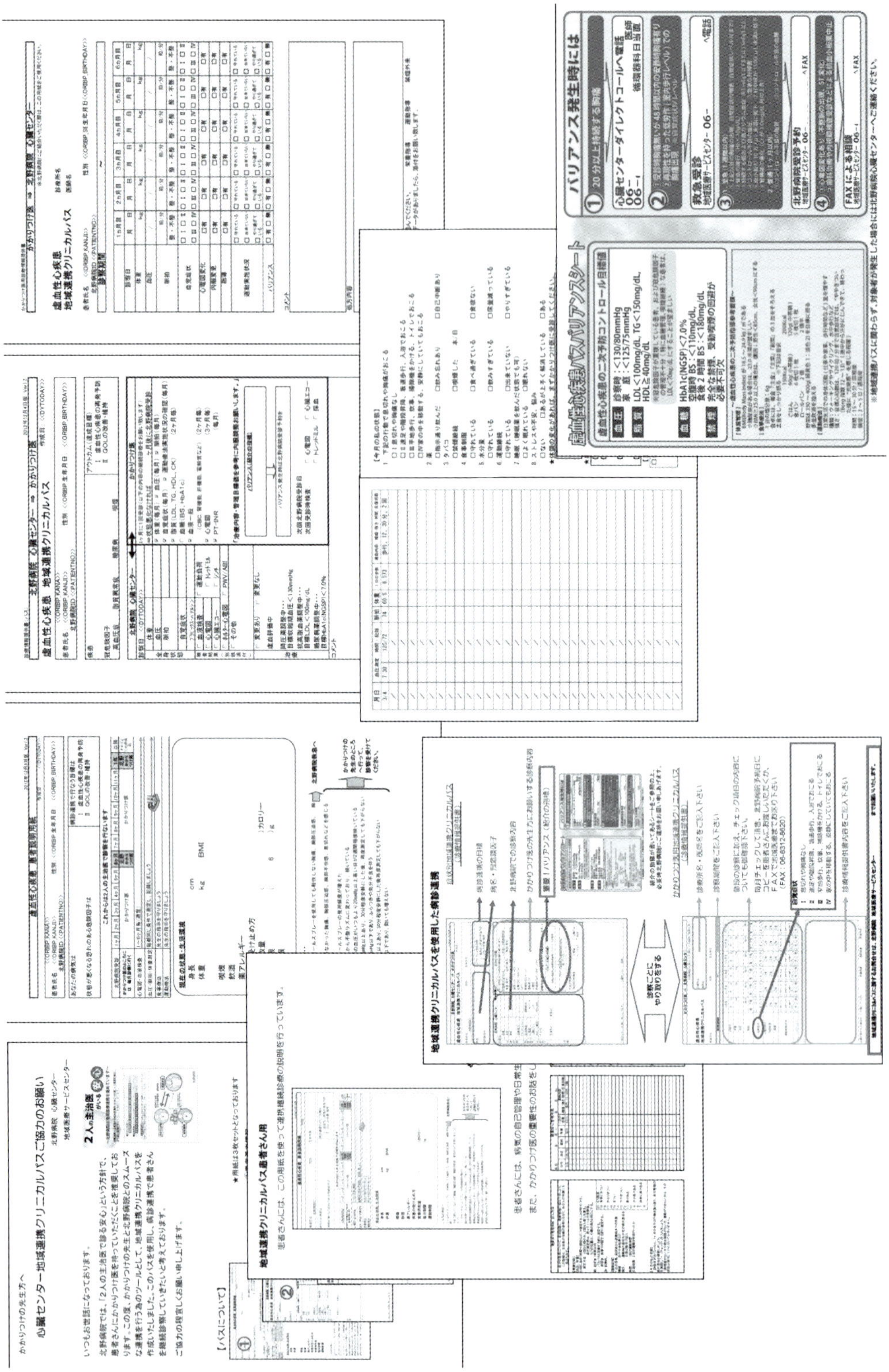
心臓センター地域連携クリニカルパスご協力のお願い
地域連携クリニカルパス患者さん用
地域連携クリニカルパスを使用した病診連携
バリアンス発生時には
虚血性心疾患 地域連携クリニカルパス

図４

独立行政 国立病院機構

岡山医療センター

リハビリテーション科　**西崎真里**
リハビリテーション科　**安藤可織**
リハビリテーション科　**廣川晴美**
循環器科　**宗政　充**
救急科　**宮地克維**
循環器科　**松原広己**
財団法人　津山慈風会　津山中央病院 循環器科　**岡　岳文**

1. 施設紹介

①施設紹介

私たちの病院は，岡山市の北部，川と山野に囲まれた閑静な環境の中に位置する，全26診療科，609床［循環器科40床（うちCCU4床），心臓血管外科14床（うちICU 1床）］の総合病院である．この病床を，平均在院日数12.3日，病床稼働率95％超で運用し，また，紹介率57％，逆紹介率78％と急性期病院として地域医療の支援を担っている．

当院の心臓リハビリテーション部門は，中四国地方ではいち早く2000年に開設された．現在，施設基準Ⅰを満たし，専従医師1名と専従理学療法士2名を中心に，急性期および外来での回復・維持期リハビリテーションを実施している．2013年度の実施総件数は約6400件であったが，特徴として，腎臓病・脳血管障害などの他疾患合併患者や高齢者が多い（約25％が80歳以上）ことが挙げられる．また2011年度には，心臓リハビリテーション指導士研修施設に認定され，研修生の指導・教育も行っている．

②チームアプローチの実際

当院では，毎朝の専従医師と理学療法士によるミーティングにおいて，患者の病態やプログラムに関してディスカッションを行い，チームとしてのリハビリテーションを心掛けている．循環器科および心臓血管外科医師・看護師・薬剤師などとの連携は週1回の各病棟でのカンファレンスで行い，その内容の電子カルテへの記載により，他職種とも情報を共有している．

高齢者は運動機能障害の合併により心臓血管術後の離床が遅れる場合が多いが，当院では術後翌日からリハビリテーションを開始し，主治医・看護師と密に連携をとりながら早期離床を行うことにより，呼吸器合併症やデコンディショニング進行の予防に努めている．一方離床が進んでくると，リハビリテーションの実施時間や運動量を毎日看護師と相談し，過負荷とならないようにも配慮している．

また，週1回，看護師・薬剤師・管理栄養士による心臓病教室や，理学療法士による運動療法・救急蘇生法の集団講習を開催するなど，包括的介入を行っている．

2. 心臓リハビリテーションの特徴

①心不全：肺高血圧症患者に対するリハビリテーション

肺高血圧症患者への運動療法はかつては推奨されていなかったが，近年，新しい治療法の登場によりその生命予後は目覚ましく改善され，リハビリテーションの重要性が認識されるようになってきている．当院循環器科では，薬物治療や肺動脈カテーテル治療などの肺高血圧症診療に力を入れており，当科でも積極的にリハビリテーションに取り組んでいる．当科で作成したプログラム（図1，2）の特徴としては，①肺高血圧症の病態には右心不全と呼吸不全が関与していることを考慮し，それら両面へアプローチしていること，②有効性と安全性を高めるために，構成要素を重症度に応じて配分していることである．さらに，当科で作成した中止基準（表1）に沿って，細心の注意を払いながらリハビリテーションを行うことにより，今まで有害事象の発生はない．リハビリテーションを含めたクリニカルパス（図3）を開始したが，今後エビデンスに基づいたプログラムの確立が必要である．さらに，患者教育・指導をチームとして実施することも非常に重要であり（図4），職種間での連携を強化していきたいと考えている．

②急性心筋梗塞後：岡山県急性心筋梗塞連携パスの作成

平成24年度の岡山県保健医療計画に基づき，急性心筋梗塞医療連携パス「安心ハート手帳」（図5）が作成された．これは急性期病院および連携医療機関の医師，看護師，理学療法士，管理栄養士，薬剤師，健康運動指導士の代表者が中心となり，多職種協働による県規模での医療体制システムを構築したという点で意義が大きいと考えている．この連携パスの特徴としては，「情報の共有」が強化されていることと「心臓リハビリテーション」を意識して作成されていることである．具体的には，①かかりつけ薬局が連携に加わった．情報を共有することで，外来服薬指導に役立つものと思われる．②運動処方（図6）を明記し，運動耐容能を含めた運動指導についての情報を共有した．連携医療機関や健康増進施設などでの運動指導に活用できれば，回復・維持期リハビリテーションの普及に役立つと考えられる．③1日の運動量を含めた生活日誌（図7）を加えた．診療に役立つだけでなく患者のモチベーション向上に繋がることが期待できる．平成25年4月から運用が開始されたが，今後はデータを集積し，検証をおこなっていく予定である．

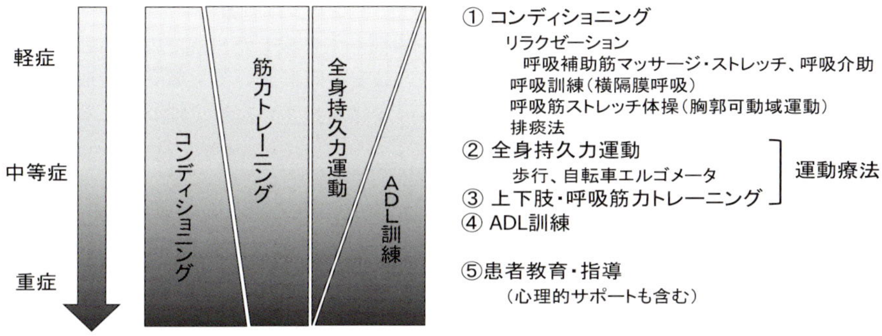

図1　肺高血圧症のリハビリテーションプログラム

「呼吸リハビリテーションマニュアル－運動療法－」を参照して作成した当院での肺高血圧症のリハビリテーションプログラムは5つの要素から構成されている．重症ではコンディショニング，ADL訓練が主体となるが，可能な範囲で低負荷からの筋力トレーニングを併用している．中等症では全身持久力運動を併用し，筋力トレーニングの負荷を増強させている．軽症であっても，コンディショニングは重要と考えている．

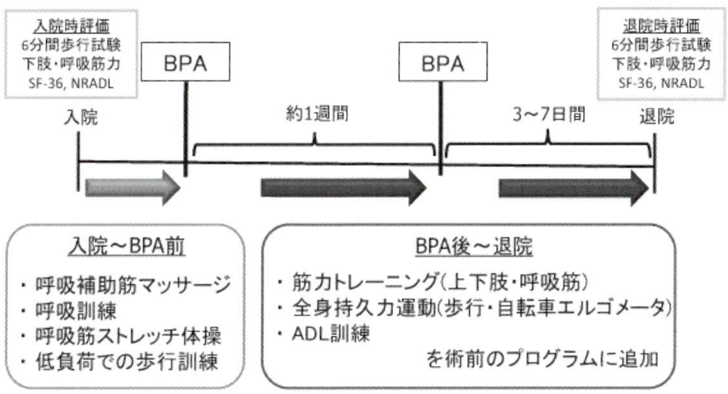

図2　バルーンによる肺動脈形成術（BPA）入院の慢性血栓塞栓性肺高血圧症患者に対する急性期リハビリテーションプログラム

経皮的バルーン肺動脈形成術（BPA）にて入院中の慢性血栓塞栓性肺高血圧症患者に対するリハビリテーションプログラム．BPA前はコンディショニングやADL維持目的の低負荷での歩行訓練を行うが，重症例で循環動態が悪い症例ではコンディショニングのみにとどめている．

BPAは1回の入院で2～3 sessionを行うが，再還流性肺障害が生じるため次のsessionまで約1週間あける．リハビリテーションは，術後経過に合わせてBPA2日後から，術前のプログラムに加え全身持久力運動，筋力トレーニング，ADL訓練などを実施する．再還流性肺障害が重度で人工呼吸器管理となった場合は翌日，呼吸介助，排痰から開始する．

表1　肺高血圧症のリハビリテーション中止基準

AHA, ESC Working Group の勧告を参照して作成した当院でのリハビリテーション中止基準．肺高血圧症患者は安静時においても頻脈や低血圧を認める場合が多く，また，運動時に変化しやすいため，細心の注意が必要である．

- 自覚症状；開始前の倦怠感、
  実施中 Borg scale15（つらい）以上の呼吸困難感、胸痛
- 他覚的所見；実施中ふらつきやチアノーゼ
- 心拍数；開始前 100(〜110)bpm 以上、実施中 120（〜130）bpm 以上
- 血圧；開始前収縮期血圧が 74mmHg 以下、実施中 10mmHg 以上の低下、
  開始前 160mmHg 以上
- SpO_2；開始前 94%以下、実施中 87%以下
- 不整脈；上室性および心室性不整脈の有意な増加
- 合併症；心不全悪化、肺胞出血、筋肉痛など

*パルスオキシメータでの動脈血酸素飽和度

経皮的バルーン肺動脈拡張術：入院時クリティカルパス（医療者用）

患者ID 患者氏名	主治医・担当医：（　　　）（　　　） （　　　）（　　　）（　　　） 受け持ち看護師：

月／日	／		／		／	
	入院当日		入院2日目		入院3日目	
達成目標	心身ともに安定して治療を受けることができる	〔サイン〕		〔サイン〕		〔サイン〕
治療・処置	□内服指示（詳細は電子診療録参照）	【　】				
	□酸素指示　（ﾅｻﾞｰﾚ（　　）L・入院前と同様）	【　】				
	SpO2 93%以下で酸素1L増量　適宜ﾏｽｸ、ﾅｻﾞｰﾚ変更可					
	□身長測定	【　】				
	□体重測定（　毎日要　・　不要）	【　】				
	□尿測（　要　・　不要　）	【　】				
	□飲水計測（　要　・　不要　）	【　】				
	□ﾊﾞｲﾀﾙｻｲﾝ（　　　）検	【　】				
	□心電図ﾓﾆﾀｰ（　要　・　不要　）	【　】				
	□不眠時　ﾂﾚﾝﾄﾐﾝ 1錠 or（　　　　）内服	【　】				
検査	**オーダー確認**					
	□血液検査　　□動脈血液ｶﾞｽ	【　】				
	□心電図　　□胸部ﾚﾝﾄｹﾞﾝ	【　】				
	□心ｴｺｰ（　　／　　）	【　】				
	□胸部CT（　　／　　）	【　】				
	□肺換気血流ｼﾝﾁ（　　／　　）	【　】				
	□呼吸機能検査（　　／　　）	【　】				
	□6分間歩行検査（　　／　　）	【　】				
	□右心ｶﾃｰﾃﾙ検査・肺動脈造影		**右心カテーテル検査前**			
	（　　／　　、AM・PM　　例目）	【　】	□ｿﾙﾗｸﾄ（　　　ml/h）末梢（右・左）	【　】		
	□肺動脈血管拡張術		□穿刺部位：右内頸穿刺・その他（　　）	【　】		
	（　　／　　、AM・PM　　例目）	【　】	□術当日の欠食ｵｰﾀﾞｰ	【　】		
			（AM治療：朝・昼欠食　・　PM治療：昼欠食）	【　】		
	□ﾖｰﾄﾞｱﾚﾙｷﾞｰ（　有　・　無　）	【　】	□内服薬の変更（　有　・　無　）	【　】		

観察項目		入院当日	入院2日目	入院3日目
		○日勤　△準夜	□深夜　○日勤　△準夜	□深夜　○日勤　△準夜
	右肺野呼吸音	（＋・－）（＋・－）	（＋・－）（＋・－）（＋・－）	（＋・－）（＋・－）（＋・－）
	左肺野呼吸音	（＋・－）（＋・－）	（＋・－）（＋・－）（＋・－）	（＋・－）（＋・－）（＋・－）
	右肺野雑音	（＋・－）（＋・－）	（＋・－）（＋・－）（＋・－）	（＋・－）（＋・－）（＋・－）
	左肺野雑音	（＋・－）（＋・－）	（＋・－）（＋・－）（＋・－）	（＋・－）（＋・－）（＋・－）
	呼吸苦	（＋・－）（＋・－）	（＋・－）（＋・－）（＋・－）	（＋・－）（＋・－）（＋・－）
	息切れ	（＋・－）（＋・－）	（＋・－）（＋・－）（＋・－）	（＋・－）（＋・－）（＋・－）

	入院当日		入院2日目		入院3日目	
食事	□治療食：（心臓病食1度・心臓病食2度）、その他（　　　）					【　】
安静度（活動・ﾘﾊﾋﾞﾘ）	□院内ﾌﾘｰ　□病棟内ﾌﾘｰ	【　】				
	□ﾘﾊﾋﾞﾘ紹介	【　】	□ﾘﾊﾋﾞﾘ開始			
清潔	□清拭・足浴・洗髪	【　】				
	□ｼｬﾜｰ	【　】				
病歴・書類	□入院ｱﾅﾑﾈｰｾﾞ	【　】				
	□入院診療計画書	【　】				
	□検査ｵﾘｴﾝﾃｰｼｮﾝ	【　】				
	□持参薬確認	【　】				
	□IC日の確認	【　】				
特記事項						
ﾊﾞﾘｱﾝｽ	＋／－　＋／－		＋／－　＋／－　＋／－		＋／－　＋／－　＋／－	
ｼﾌﾄｻｲﾝ	○日勤　△準夜		□深夜　○日勤　△準夜		□深夜　○日勤　△準夜	

※肺動脈血管拡張術入院時パスから肺動脈血管拡張術術前パスへ転記する。

NHO岡山医療センター　2013年　11月改訂

図3　BPA入院中のクリニカルパス

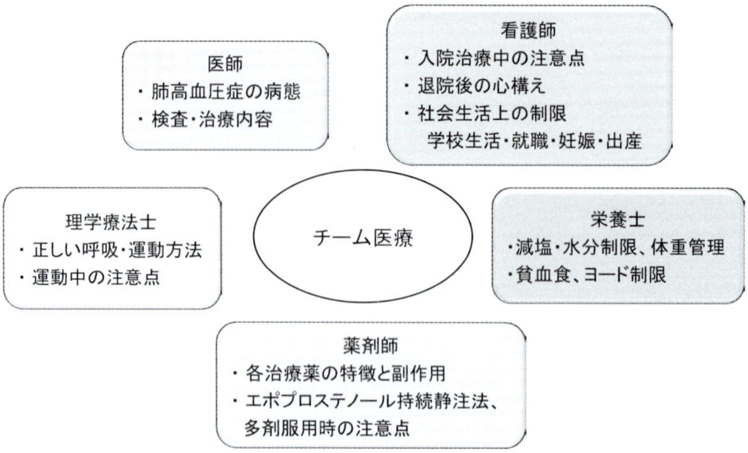

図４　肺高血圧症へのチームアプローチ－各職種による教育・指導内容－

肺高血圧症のリハビリテーションにおいてもチームアプローチは非常に重要である．

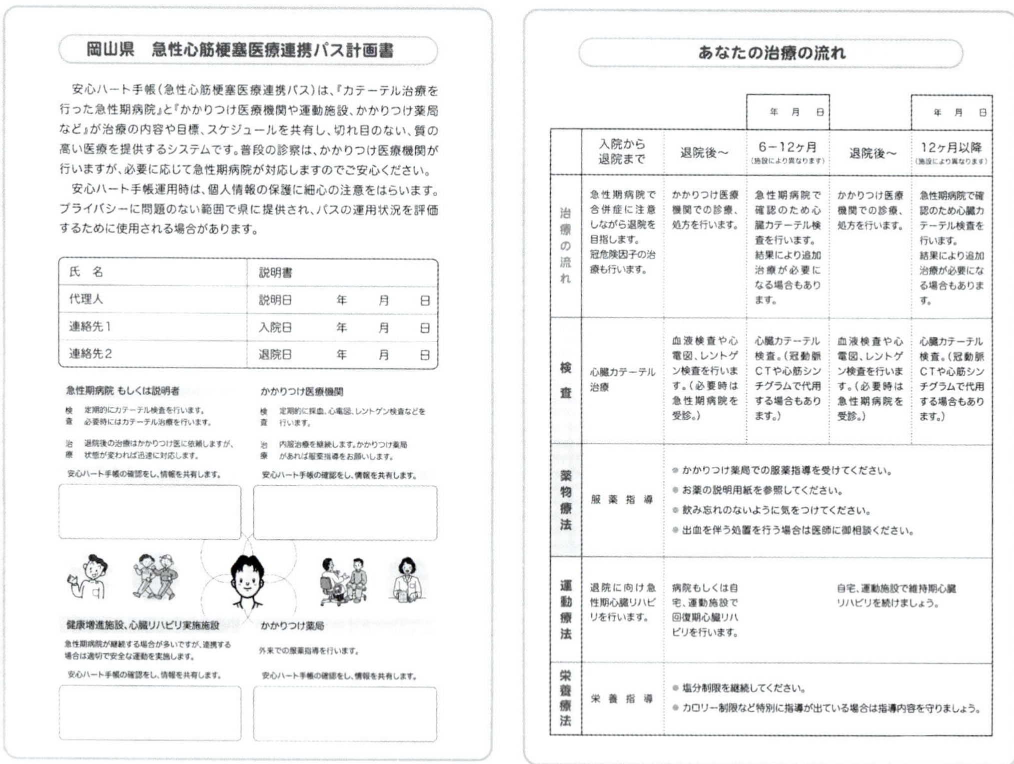

岡山県　急性心筋梗塞医療連携パス計画書

安心ハート手帳（急性心筋梗塞医療連携パス）は、『カテーテル治療を行った急性期病院』と『かかりつけ医療機関や運動施設、かかりつけ薬局など』が治療の内容や目標、スケジュールを共有し、切れ目のない、質の高い医療を提供するシステムです。普段の診察は、かかりつけ医療機関が行いますが、必要に応じて急性期病院が対応しますのでご安心ください。

安心ハート手帳運用時は、個人情報の保護に細心の注意をはらいます。プライバシーに問題のない範囲で県に提供され、パスの運用状況を評価するために使用される場合があります。

氏　名	説明書
代理人	説明日　　年　　月　　日
連絡先１	入院日　　年　　月　　日
連絡先２	退院日　　年　　月　　日

急性期病院 もしくは説明者

検査　定期的にカテーテル検査を行います。必要時にはカテーテル治療を行います。

治療　退院後の治療はかかりつけ医に依頼しますが、状態が変われば迅速に対応します。

安心ハート手帳の確認をし、情報を共有します。

かかりつけ医療機関

検査　定期的に採血、心電図、レントゲン検査などを行います。

治療　内服治療を継続します。かかりつけ薬局があれば服薬指導をお願いします。

安心ハート手帳の確認をし、情報を共有します。

健康増進施設、心臓リハビリ実施施設

急性期病院が継続する場合が多いですが、連携する場合は適切で安全な運動を実施します。

安心ハート手帳の確認をし、情報を共有します。

かかりつけ薬局

外来での服薬指導を行います。

安心ハート手帳の確認をし、情報を共有します。

あなたの治療の流れ

	入院から退院まで	退院後～	6－12ヶ月（施設により異なります）　年　月　日	退院後～	12ヶ月以降（施設により異なります）　年　月　日
治療の流れ	急性期病院で合併症に注意しながら退院を目指します。冠危険因子の治療も行います。	かかりつけ医療機関での診療、処方を行います。	急性期病院で確認のため心臓カテーテル検査を行います。結果により追加治療が必要になる場合もあります。	かかりつけ医療機関での診療、処方を行います。	急性期病院で確認のため心臓カテーテル検査を行います。結果により追加治療が必要になる場合もあります。
検査	心臓カテーテル治療	血液検査や心電図、レントゲン検査を行います。（必要時は急性期病院を受診。）	心臓カテーテル検査。（冠動脈CTや心筋シンチグラムで代用する場合もあります。）	血液検査や心電図、レントゲン検査を行います。（必要時は急性期病院を受診。）	心臓カテーテル検査。（冠動脈CTや心筋シンチグラムで代用する場合もあります。）
薬物療法	服薬指導	● かかりつけ薬局での服薬指導を受けてください。 ● お薬の説明用紙を参照してください。 ● 飲み忘れのないように気をつけてください。 ● 出血を伴う処置を行う場合は医師に御相談ください。			
運動療法	退院に向け急性期心臓リハビリを行います。	病院もしくは自宅、運動施設で回復期心臓リハビリを行います。		自宅、運動施設で維持期心臓リハビリを続けましょう。	
栄養療法	栄養指導	● 塩分制限を継続してください。 ● カロリー制限など特別に指導が出ている場合は指導内容を守りましょう。			

図５　岡山県急性心筋梗塞医療連携パス計画書と治療の流れ

かかりつけ薬局や健康増進施設などの心臓リハビリテーション実施施設もチームのメンバーとして加わり、包括的リハビリテーションが強化されている．多くの急性期病院が利用するためパスの計画期間に幅を持たせている．

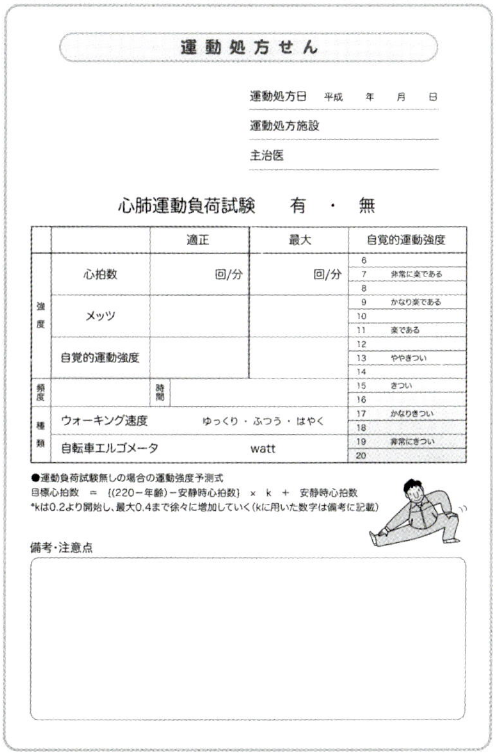

運動処方せん

運動処方日　平成　年　月　日

運動処方施設

主治医

心肺運動負荷試験　有・無

		適正	最大	自覚的運動強度
強度	心拍数	回/分	回/分	6 7 非常に楽である 8
	メッツ			9 かなり楽である 10 11 楽である
	自覚的運動強度			12 13 ややきつい 14
頻度		時間		15 きつい 16
種類	ウォーキング速度	ゆっくり・ふつう・はやく		17 かなりきつい 18
	自転車エルゴメータ	watt		19 非常にきつい 20

●運動負荷試験無しの場合の運動強度予測式
目標心拍数 ＝ {(220－年齢)－安静時心拍数} × k ＋ 安静時心拍数
*kは0.2より開始し，最大0.4まで徐々に増加していく(kに用いた数字は備考に記載)

備考・注意点

図６　運動処方せん

急性期病院の退院時に実施された心肺運動負荷試験の結果に基づいて作成する．

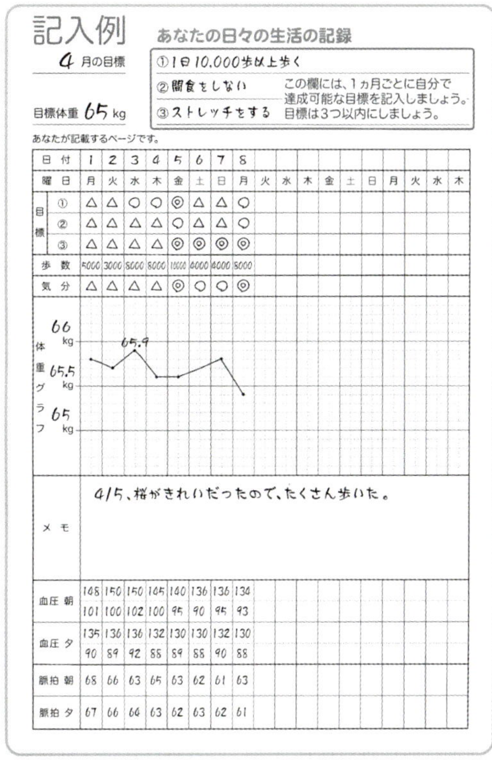

記入例　あなたの日々の生活の記録

4 月の目標
①1日10,000歩以上歩く
②間食をしない
③ストレッチをする

この欄には、1ヵ月ごとに自分で達成可能な目標を記入しましょう。目標は3つ以内にしましょう。

目標体重 65 kg

あなたが記載するページです。

日付		1	2	3	4	5	6	7	8										
曜日		月	火	水	木	金	土	日	月	火	水	木	金	土	日	月	火	水	木
目標	①	△	△	○	○	◎	△	△	○										
	②	△	△	△	△	○	△	△	○										
	③	△	△	△	△	◎	◎	◎	◎										
歩数		5000	3000	8000	8000	10000	6000	4000	8000										
気分		△	△	△	△	◎	○	○	◎										
体重グラフ																			
メモ		4/5、桜がきれいだったので、たくさん歩いた。																	
血圧 朝		148/101	150/100	150/102	145/100	140/95	136/90	136/95	134/93										
血圧 夕		135/90	136/89	136/92	132/88	130/89	130/88	132/90	130/88										
脈拍 朝		68	66	63	65	63	62	61	63										
脈拍 夕		67	66	64	63	62	63	62	61										

図７　生活日誌

バインダー方式であるため，取り外し，付け加えが可能である．積極的なリハビリテーションへの参加を促進させるだけでなく，自己で目標をたて評価することで，自己管理意識を高めることも狙いである．

3. 心臓リハビリテーション運営の実際

施設基準	☑ Ⅰ □ Ⅱ	**心臓リハビリテーション指導士研修制度認定施設**	☑ あり □ なし
対象とする時期	☑ 急性期 ☑ 前期回復期 ☑ 後期回復期 ☑ 維持期（Medix Club □ あり ☑ なし）		
施設形態	□ 大学病院 □ 専門病院 ☑ 総合病院 □ 有床診療所 / クリニック		
施設の概要	急性心筋梗塞収容数 約(50)人 / 年 心臓カテーテル検査(1350)件 / 年 うち PCI(350)件 心臓外科手術(120)件 / 年 心臓リハビリテーション：入院(5500)単位 / 年 外来(900)単位 / 年 CPX(心肺運動負荷試験)(100)件 / 年		

スタッフの内訳 （ ）内数字は心臓リハビリテーション指導士数				
	医師	常勤 1 / 非常勤 0 人（ 1 ）	臨床検査技師	常勤 0 / 非常勤 0 人（ 0 ）
	看護師	常勤 0 / 非常勤 0 人（ 0 ）	薬剤師	常勤 1 / 非常勤 0 人（ 0 ）
	理学療法士	常勤 2 / 非常勤 0 人（ 2 ）	管理栄養士	常勤 1 / 非常勤 0 人（ 1 ）
	臨床心理士	常勤 0 / 非常勤 0 人（ 0 ）	ソーシャルワーカー	常勤 0 / 非常勤 0 人（ 0 ）
	健康運動指導士	常勤 0 / 非常勤 0 人（ 0 ）	その他（作業療法士）	常勤 1 / 非常勤 0 人（ 0 ）

【運動療法の種類】		
	有酸素運動	
ウォーキング	☑ 有 □ 無	リハビリテーションセンターで直接 30mのコースを使用
エアロビクス	□ 有 ☑ 無	
ステップエクササイズ	□ 有 ☑ 無	
自転車エルゴメータ	☑ 有 □ 無	計 4 台
リカベント式自転車エルゴメータ	☑ 有 □ 無	三菱電機 1 台
トレッドミル	☑ 有 □ 無	計 2 台
ニューステップ	□ 有 ☑ 無	
その他		
	レジスタンストレーニング	
セルフトレーニング	☑ 有 □ 無	重錘を用いたトレーニング
ボールトレーニング	□ 有 ☑ 無	
チューブトレーニング	□ 有 ☑ 無	
シーテッドロングロウ	□ 有 ☑ 無	
チェストプレス	□ 有 ☑ 無	
レッグプレス	□ 有 ☑ 無	
その他		
	ストレッチ体操	
	☑ 有 □ 無	ビデオにあわせたストレッチ体操，ストレッチボール体操
【患者教室】		
心臓病教室	☑ 有 □ 無	週 1 回，理学療法士，看護師，管理栄養士，薬剤師による指導
その他	週 1 回，理学療法士による救急蘇生法の集団講習	
【その他】		
屋内レクリエーション	□ 有 ☑ 無	
屋外レクリエーション	□ 有 ☑ 無	
リラクゼーション	□ 有 ☑ 無	

一般財団法人 津山慈風会
津山中央病院

循環器科 **岡　岳文**（医師）

1. 施設紹介

①施設紹介

当院は岡山県北部から兵庫県の一部までの広い診療圏を有する，535床の3次救急病院である．同地域において唯一カテーテル治療，開心術が唯一可能な施設であり，急性心筋梗塞は年間約100例，カテーテル治療は年間約300例行っている．山間部が多く，高齢化が進んでいる事，遠方からの患者が多いのが特徴である．

当院における心臓リハビリテーション（心リハ）の歴史は比較的浅く，平成22年7月から施設基準Ｉを取得し,心リハを開始している．平成26年4月現在,理学療法士7名(専従3,専任4)，看護師2名，薬剤師2名，管理栄養士2名，臨床心理士1名，医療ソーシャルワーカー1名，臨床検査技師1名，循環器科医師1名が活動しており，うち3名が心リハ指導士を取得している．心リハの新規患者は年約300例で年々増加している．心リハ室は広さ$54m^2$で，エルゴメータ6台の他，大型TV，プロジェクターを有し，カンファレンスや患者指導にも利用している．集団運動指導（入院，外来）を午後に行い，他の時間に急性期，前期回復期リハを行っている．より良い心リハを目指し，試行錯誤を繰り返している．

②チームアプローチの実際

多職種による運営の工夫

心リハのオーダが出た後の，情報の共有が遅いのが以前から問題であったが，岡山赤十字病院心リハチームで使用されている「心リハカンファレンスシート」をいただき，電子カルテ上で早期に情報共有ができるようになった.（図１）

カンファレンスの持ち方

毎週水曜日11時からの1時間，事前に3名を選定している．医師はカンファレンスを統括する立場であり，特にスタッフ教育を意識している．司会は看護師と理学療法士が分担している．スタッフは各々の専門分野での発言を求められるが，他職種の内容まで踏み込んで発言できる知識経験を有している人が少ないため,単なる報告会で終わらないよう気をつけている.またコミュニケーションが促進できるような雰囲気づくりを心がけている.

2. 心臓リハビリテーションの特徴

具体的な工夫

①運動指導時の準備運動，整理体操を行う際に京都大学医学部付属病院循環器内科監修のDVD「心臓リハビリテーション　さあ始めよう運動療法」を利用している．モニター画面を見ながら体操ができるため，スタッフの負担が軽減されている.

②栄養指導の当院独自の活動として「ら・ん・ち・リハ」がある．患者さんとその家族が一緒に治療食（昼食）を体験しながら，栄養指導を行うもので，毎週1回，1ないし2家族で行っている．家族は500円の実費がかかるが，通常の栄養指導と比べ，より実際的で評判が良い.（図2）

③クリニカルパス

＊当院で使用しているAMI9日用，14日用を示す.

④共通指導用冊子とセットになった心筋梗塞医療連携パス「安心ハート手帳」の運用が，平成25年度より岡山県下で開始された．　これは行政の協力のもと，県内の多職種で作成したものであるが，特徴は心リハを強く意識した内容になっていることである．たとえば運動処方箋の記載欄を設けたり，心リハ施設（健康増進施設を含む）やかかりつけ薬局との連携も視野に入れた内容になっている．また患者さんの意識づけに役立つような生活記録欄を設けている.（図3）　共通指導用冊子，および安心ハート手帳については岡山県のホームページからダウンロード可能である．http://www.pref.okayama.jp/page/342673.html

150%表示へ
100%表示へ

心臓リハビリテーションカンファレンスシート

ID:　氏名:　年齢:　性別:　開催日:

①入院までの経過
□AMI □AP □CHF □開心術後 □閉塞性動脈硬化症
かかりつけ医(　)
経過:

②医師欄
合併症 □なし
□VF　□房室ブロック　□心不全(NYHA3度以上)
□VT　□心嚢液　□残存狭窄 (　)
□弁膜症　□徐脈性不整脈　□その他 (　)
□心膜炎　□心室瘤

③既往歴
冠動脈疾患の既往 □あり(　) □なし
その他既往歴:(
リスクファクター □喫煙(　才～　本/日) □現在も吸っている □現在は吸っていない
□HT □DM □脂質異常症 □高尿酸血症 □その他 (

④検査所見(入院時)
Vital HR:　BP:
ECG:(　)
Max CK:　Max CK-MB:
UCG: (　) LVDd:　mm LVDs:　mm EF:　%
CAG: (　)
X-p:congestion:　胸水:　CTR:　%
LVG:(　) EF:　%
PCI:(　) 使用ステント □BMS □DES
Forrester:　Killip:　NYHA(リハ開始時):
血液所見:LDL-C　HDL-C　TG　HbA1c
BUN　Cr

⑤生活について
生活リズム □規則 □不規則
睡眠 □良好 □不眠 □いびきをかく □日中の眠気あり
食事 □自立 □監視下 □介助 □未実施
備考:

基本動作
寝返り: 入院前 ○自立 ○一部介助 ○全介助 現在 ○自立 ○一部介助 ○全介助
起き上がり: ○自立 ○一部介助 ○全介助 ○自立 ○一部介助 ○全介助
座位保持: ○自立 ○一部介助 ○全介助 ○自立 ○一部介助 ○全介助
立ち上がり: ○自立 ○一部介助 ○全介助 ○自立 ○一部介助 ○全介助
立位保持: ○自立 ○一部介助 ○全介助 ○自立 ○一部介助 ○全介助
歩行: ○自立 ○一部介助 ○全介助 ○自立 ○一部介助 ○全介助
(杖・歩行器等:　)
備考:

身体活動量 □軽労作 □普通の労作 □重い労作
職業 □就労中 (職種　) □休職中 □退職・無職
家族構成 □独居 □同居人あり (キーパーソン　)
生活場所 □自宅 □施設 □病院 □その他 (　)

心臓リハビリテーションカンファレンスシート:1/3

ID:

⑧リハビリ・運動療法
リハ開始時Vital HR:　BP:　運動記録: □している □不十分 □していない
ADL:Barthel Index →合計　点/100点
動作に支障をきたす因子: □整形疾患 (○腰痛 ○膝痛 ○切断(　) ○その他 (　))
□なし □脳卒中 □精神的要因 (　) □その他 (　)
心リハ状況 有酸素運動:　レジスタンストレーニング:
運動状況: □適 □不足 □過剰 強度:borg　ワット　メッツ　時間:　分以上
退院後運動: □外来 (　)□室内 □自宅周辺 □公園 □公共施設/フィットネスクラブ (　)
□運動予定なし (　)
運動に対しての意欲: □高い □普通 □低い

⑨薬剤情報
入院前コンプライアンス: □良 □普通 □不良 (　)
現在の内服薬管理: □毎回配薬 □一日ごと配薬 □本人管理 □その他 (　)
薬効と副作用の理解: □良 □普通 □不良 (　)

持参薬		現在の内服薬
□継続 □中止		□抗血小板薬 □抗凝固薬 □糖尿病薬 □降圧薬 □高コレステロール血症薬 □β blocker □眠剤 □不整脈薬

⑩管理栄養士
【栄養評価】 評価日:
身長:(　)cm 体重:(　)kg → BMI:(　) → 標準体重:(　)kg 必要エネルギー量:(　)kcal
指示栄養量:エネルギー(　)kcal/日　塩分:(　)g/日　蛋白質(　)g/日
喫食量:主食(　)割　副食(　)割　間食(　)kcal

【食習慣】
減塩: □している □不十分 □していない
調理者: □本人 □同居家族 続柄 (　)
間食: □あり 内容・量 (　) □なし
飲酒: □あり 内容・量 (　) □なし

【栄養指導】 指導日:
問題点: □食事時間 □欠食 □間食 □夜食 □外食 □嗜好品 □アルコール □夕食過多 □糖質過剰
□蛋白質過剰 □脂質過剰 □塩分過剰 □野菜不足 □その他 (　)
内容: □食事療法の必要性 □方針 □食習慣 □食品構成 □献立の立て方 □塩分制限 □嗜好品
□アルコール □外食 □その他 (　)

⑪MSW
医療保険:　世帯区分:　特定疾患:
障害者手帳: □なし □あり
介護保険:　利用中のサービス:

⑫臨床心理士
【PHQ-9】(　)点
【うつ病の既往歴】
□なし □あり (□服薬中 □服薬なし)
【ストレスについて】
□自覚あり □自覚なし □解消法あり (　) □解消法なし
【その他】(　)

今後の方針

心臓リハビリテーションカンファレンスシート:2/3

図1

集団心臓リハビリテーションを実施されている
患者およびご家族のみなさまへ
『ら・ん・ち　リハ』のご案内
毎週金曜日　12時～13時
健診センターB会議室にて
管理栄養士による食事会を開催します

病院の食事は
どんな味??

美味しく
食べたいなあ!

退院してから
食事を作るのが
大変!

減塩って
??

どうして塩分を減らさ
ないといけないの??

毎日の食事を
見なおそう!

やっぱり血圧
気になる
なあ!

病院食で治療や予防につながるよう
サポートさせていただきます!

【らんちリハ　申し込み確認】　＊お申し込みは水曜日午前中まで
らんちリハ希望者名: (　) 本人 ・(家族500円)
らんちリハ希望者名: (　) 本人 ・(家族500円)
らんちリハ実施日 :　月　日(金) (12:00～13:00)

入院患者の皆様へ　＊＊らんちリハ会場にて昼食を準備いたします。
健診センターB会議室にお越しください。
ご家族の皆様へ　＊＊病院食とおなじメニューを召し上がっていただきます。
昼食代500円となりますので当日ご用意下さい。
◆お申込み・お問い合わせは、心臓リハビリテーション担当者までお願い致します。

らんちリハ　申し込み表　2013.6
らんちリハ希望者名: (　)本人・家族
らんちリハ希望者名: (　)本人・家族
らんちリハ実施日 :　月　日(金) (12:00～13:00)
申し込み確認日・担当者(　月　日・　)

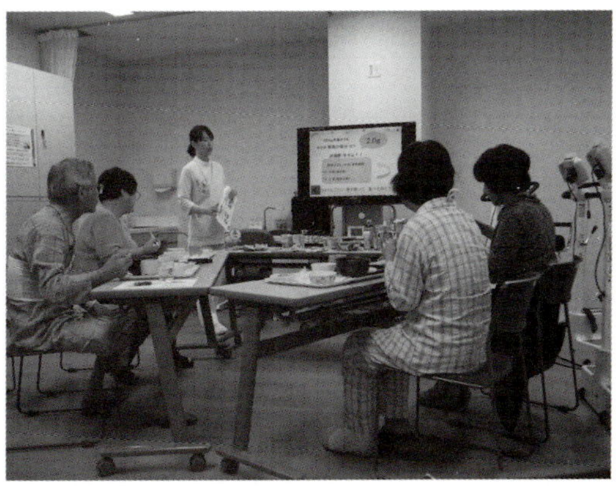

図2

心筋梗塞クリティカルパス（9日）【CK＜5000・75歳未満・合併症なし・EF≧40%】スタッフ用

ID

氏名

バリアンス（ 有 ・ 無 ）　（ 変動 ・ 逸脱 ・ 脱落 ）

感染症：HB（　） HCV（　） TPHA（　） MRSA（　）　血液型（　） Rh（　）　主治医：　受け持ちNs：

	2日目	3日目	4日目	5日目	6日目	7日目	8日目	9日目
経過	／	／	／	／	／	／	／	／
テスト実施日	（　／　）	（　／　）	（　／　）	（　／　）	（　／　）	（　／　）	（　／　）	（　／　）
達成目標	危険な不整脈がない 安静の必要性が理解出来る 胸痛・呼吸困難がなく血行動態が安定している 心臓リハビリがスムーズに進む		退院後の日常生活の注意点が理解出来る					退院
心臓リハビリ	ベッド上 □自動坐位（負荷なし）	□立位テスト（3分） 結果（ OK　NG ） 再テスト予定（　／　）	□50m負荷テスト 結果（ OK　NG ） 再テスト予定（　／　）	□200m負荷テスト 結果（ OK　NG ） 再テスト予定（　／　）	集団リハビリ （車椅子でリハビリ室へ）	□500m負荷テスト （AM中） （結果OKなら独歩にて集団リハビリへ）	□シングルマスター またはCPX （前日に実施確認）	
処置	モニター装着					モニターオフ		
行動範囲	ベッド上で洗面可	ベッドサイド立位可	トイレ歩行可			院内フリー		
移動方法	ベッド	車椅子使用				独歩		
食事	心臓病食							
排泄	ベッド上・バルン留置 尿測 -	ポータブルトイレ	病棟トイレ	尿測継続か確認				
清潔	全身清拭						シャワー浴 （半身浴可）	
説明指導	心臓リハビリについて	□服薬指導（薬剤師） □栄養指導セッティング （栄養士）	□退院指導開始		□運動指導（心リハNs）			

観察		2日目	3日目			4日目			5日目			6日目		7日目		8日目		9日目
		VS3検 -										VS2検 -						退院
		テスト実施日に観察項目入力	深夜	日勤	準夜	深夜	日勤	準夜	深夜	日勤	準夜	深夜	準夜	深夜	準夜	深夜	準夜	
発症日（　／　） PCI所見	不整脈																	
	ST変化																	
	胸部絞扼感																	
	胸部圧迫感																	
	呼吸苦																	
	喘鳴																	
	その他																	
実施日サイン																		

20130221

AMI 9日用

心筋梗塞クリティカルパス（14日）【CK≧5000・75歳未満・合併症なし or 75歳以上】スタッフ用

ID

氏名

バリアンス（ 有 ・ 無 ）　（ 変動 ・ 逸脱 ・ 脱落 ）

主治医：　受け持ちNs：

	2日目	3日目	4日目	5日目	6日目	7日目	8日目	9日目	10日目	11日目	12日目	13日目	14日目
日付	／	／	／	／	／	／	／	／	／	／	／	／	／
テスト実施日			（　／　）	（　／　）			（　／　）	（　／　）	（　／　）		（　／　）		（　／　）
達成目標	危険な不整脈がない 安静の必要性が理解出来る 胸痛・呼吸困難がなく血行動態が安定している 心臓リハビリがスムーズに進む		退院後の日常生活の注意点が理解出来る										退院
心臓リハビリ	ベッドサイド □自動坐位（負荷なし）		□立位負荷テスト （3分） 結果（ OK　NG ） 再テスト予定（　／　）	□50m負荷テスト 結果（ OK　NG ） 再テスト予定（　／　）			□200m負荷テスト 結果（ OK　NG ） 再テスト予定（　／　）	集団リハビリ （車椅子でリハビリ室へ）	□500m負荷テスト （AM中） ［結果OKなら独歩にて集団リハビリへ］	□CPX（Dr確認） ※シングルマスターの実施確認	□シングルマスター		
処置	モニター装着								モニターオフ				
行動範囲	ベッド上で洗面可		ベッドサイド可	トイレ歩行可			棟内フリー		院内フリー				
移動方法	車椅子使用								独歩				
食事	心臓病食												
排泄	ベッド上・バルン留置 尿測 -		ポータブルトイレ	病棟トイレ			尿測継続か確認						
清潔	全身清拭										シャワー浴 （半身浴可）		
説明指導	心臓リハビリについて	□服薬指導（薬剤師） □栄養指導セッティング （栄養士）		□退院指導開始				□運動指導（心リハNs）					

観察		2日目	3日目			4日目			5日目			6日目			7日目			8日目			9日目		10日目		11日目		12日目		13日目		14日目
	発症日 PCI部位・所見																														
		VS3検 -																			VS2検 -										退院
		テスト実施日に観察項目入力	深夜	日勤	準夜	深夜	日勤	準夜	深夜	日勤	準夜	深夜	日勤	準夜	深夜	日勤	準夜	深夜	日勤	準夜	深夜	準夜	深夜	準夜	深夜	準夜	深夜	準夜	深夜	準夜	
	不整脈																														
	ST変化																														
	胸部絞扼感																														
	胸部圧迫感																														
	呼吸苦																														
	喘鳴																														
	その他																														
サイン																															

20130221

AMI 14日用

急性心筋梗塞医療連携パス

安心ハート手帳

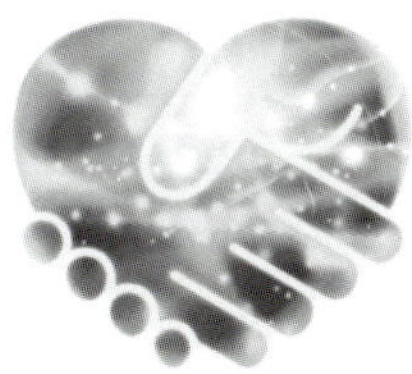

岡山県

ふりがな
お名前　　　　　　　　　　様

岡山県　急性心筋梗塞医療連携パス計画書

安心ハート手帳（急性心筋梗塞医療連携パス）は、『カテーテル治療を行った急性期病院』と『かかりつけ医療機関や運動施設、かかりつけ薬局など』が治療の内容や目標、スケジュールを共有し、切れ目のない、質の高い医療を提供するシステムです。普段の診察は、かかりつけ医療機関が行いますが、必要に応じて急性期病院が対応しますのでご安心ください。

安心ハート手帳運用時は、個人情報の保護に細心の注意をはらいます。プライバシーに問題のない範囲で県に提供され、パスの運用状況を評価するために使用される場合があります。

氏　名	説明書
代理人	説明日　　年　　月　　日
連絡先1	入院日　　年　　月　　日
連絡先2	退院日　　年　　月　　日

急性期病院 もしくは説明者

検査　定期的にカテーテル検査を行います。必要時にはカテーテル治療を行います。

治療　退院後の治療はかかりつけ医に依頼しますが、状態が変われば迅速に対応します。

安心ハート手帳の確認をし、情報を共有します。

かかりつけ医療機関

検査　定期的に採血、心電図、レントゲン検査などを行います。

治療　内服治療を継続します。かかりつけ薬局があれば服薬指導をお願いします。

安心ハート手帳の確認をし、情報を共有します。

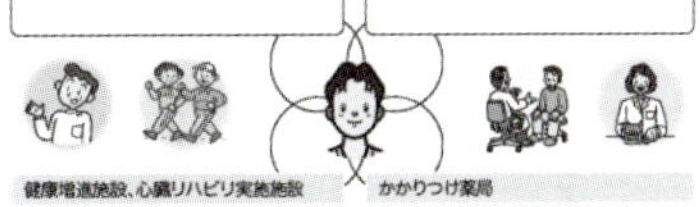

健康増進施設、心臓リハビリ実施施設

急性期病院が継続する場合が多いですが、連携する場合は適切で安全な運動を実施します。

安心ハート手帳の確認をし、情報を共有します。

かかりつけ薬局

外来での服薬指導を行います。

安心ハート手帳の確認をし、情報を共有します。

3

運動処方せん

運動処方日　平成　　年　　月　　日

運動処方施設

主治医

心肺運動負荷試験　　有　・　無

		適正	最大	自覚的運動強度
強度	心拍数	回/分	回/分	6
				7　非常に楽である
				8
	メッツ			9　かなり楽である
				10
				11　楽である
	自覚的運動強度			12
				13　ややきつい
				14
頻度		時間		15　きつい
				16
種類	ウォーキング速度	ゆっくり・ふつう・はやく		17　かなりきつい
				18
	自転車エルゴメータ	watt		19　非常にきつい
				20

●運動負荷試験無しの場合の運動強度予測式
目標心拍数 ＝ ｛(220－年齢)－安静時心拍数｝ × k ＋ 安静時心拍数
*kは0.2より開始し、最大0.4まで徐々に増加していく（kに用いた数字は備考に記載）

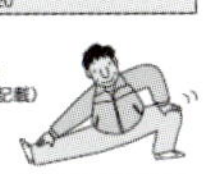

備考・注意点

記入例　あなたの日々の生活の記録

4 月の目標

目標体重 65 kg

①1日10,000歩以上歩く
②間食をしない
③ストレッチをする

この欄には、1ヵ月ごとに自分で達成可能な目標を記入しましょう。目標は3つ以内にしましょう。

あなたが記載するページです。

日付		1	2	3	4	5	6	7	8										
曜日		月	火	水	木	金	土	日	月	火	水	木	金	土	日	月	火	水	木
目標	①	△	△	○	○	◎	△	△	○										
	②	△	△	△	△	○	△	△	○										
	③	△	△	△	△	◎	◎	◎	◎										
歩数		5000	3000	8000	8000	10000	4000	4000	8000										
気分		△	△	△	△	◎	○	○	◎										

体重グラフ

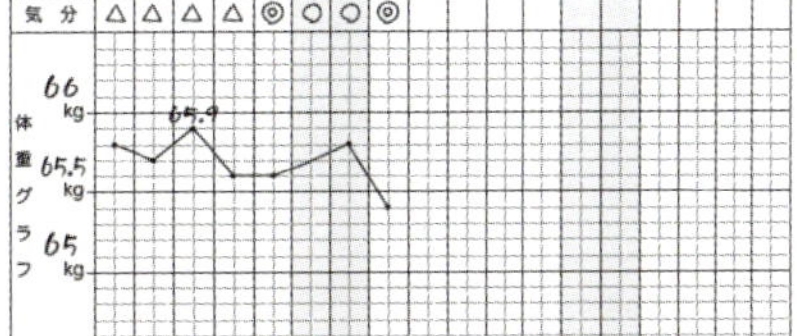

メモ　4/4、桜がきれいだったので、たくさん歩いた。

血圧 朝	148/101	150/100	150/102	145/100	140/95	136/90	136/95	134/93										
血圧 夕	135/90	136/89	136/92	132/88	130/89	130/88	132/90	130/88										
脈拍 朝	68	66	63	65	63	62	61	63										
脈拍 夕	67	66	64	63	62	63	62	61										

11

図3

3. 心臓リハビリテーション運営の実際

施設基準	☑ Ⅰ □ Ⅱ	**心臓リハビリテーション指導士研修制度認定施設**	☑ あり □ なし
対象とする時期	☑ 急性期 ☑ 前期回復期 ☑ 後期回復期 □ 維持期（Medix Club □ あり ☑ なし）		
施設形態	□ 大学病院 □ 専門病院 ☑ 総合病院 □ 有床診療所 / クリニック		
施設の概要	急性心筋梗塞収容数 約(110)人 / 年 心臓カテーテル検査(950)件 / 年 うち PCI(320)件 心臓外科手術(90)件 / 年 心臓リハビリテーション：入院(4800)単位 / 年 外来(1100)単位 / 年 CPX(心肺運動負荷試験)(100)件 / 年		

スタッフの内訳 ( )内数字は心臓リハビリテーション指導士数			
医師	常勤 1 / 非常勤 0 人（1）	臨床検査技師	常勤 1 / 非常勤 0 人（1）
看護師	常勤 1 / 非常勤 0 人（0）	薬剤師	常勤 2 / 非常勤 0 人（0）
理学療法士	常勤 7 / 非常勤 0 人（1）	管理栄養士	常勤 2 / 非常勤 0 人（0）
臨床心理士	常勤 1 / 非常勤 0 人（0）	ソーシャルワーカー	常勤 2 / 非常勤 0 人（0）
健康運動指導士	常勤 0 / 非常勤 0 人（0）	その他	常勤 0 / 非常勤 0 人（0）

【運動療法の種類】		
	有酸素運動	
ウォーキング	□ 有 ☑ 無	
エアロビクス	□ 有 ☑ 無	
ステップエクササイズ	□ 有 ☑ 無	
自転車エルゴメータ	☑ 有 □ 無	BE-250 6 台
リカベント式自転車エルゴメータ	☑ 有 □ 無	てらすエルゴ 1 台
トレッドミル	□ 有 ☑ 無	
ニューステップ	□ 有 ☑ 無	
その他		
	レジスタンストレーニング	
セルフトレーニング	□ 有 ☑ 無	
ボールトレーニング	☑ 有 □ 無	長期臥床の患者に対し、ベッド上で円柱型ボールを足裏で押す動作を行っている
チューブトレーニング	□ 有 ☑ 無	
シーテッドロングロウ	□ 有 ☑ 無	
チェストプレス	□ 有 ☑ 無	
レッグプレス	□ 有 ☑ 無	
その他		
	ストレッチ体操	
	☑ 有 □ 無	京都大学医学部付属病院循環器内科監修の DVD「心臓リハビリテーションさあ始めよう運動療法」を利用
【患者教室】		
心臓病教室	□ 有 ☑ 無	
その他	栄養指導「らんちリハ」患者さんとその家族が一緒に治療食（昼食）を体験しながらの栄養指導。毎週 1 回、家族は 500 円の実費	
【その他】		
屋内レクリエーション	□ 有 ☑ 無	
屋外レクリエーション	□ 有 ☑ 無	
リラクゼーション	□ 有 ☑ 無	

独立行政法人 地域医療機能推進機構

九州病院

リハビリテーション室 **佐藤憲明**
リハビリテーション室 **高永康弘**
内科 **折口秀樹**
循環器科 **毛利正博**

1. 施設紹介

①施設紹介

1982年に趣味の山登りを再開したいという心筋梗塞患者さんの願いがきっかけで当院の心臓リハビリテーション（以下心リハ）は始まり，当初から医師，看護師，臨床検査技師，管理栄養士，運動指導者がチームで取り組み，その伝統を継承している．1997年から理学療法士が参画し，急性期，回復期を充実させ，2006年に維持期のメディックスクラブを開始し，施設完結型心リハを構築した．そして心リハの地域への普及のため地域の心リハ施設と連携し，ワークショップ等を通じて地域完結型心リハに発展している．当院から毎年2，3名の心リハ指導士が育ち，研究成果を積極的に論文，学会で発表し，研修施設として他施設の心リハの発展に協力している．

②チームアプローチの実際

・多職種による運営の工夫

チームアプローチの成功には「患者情報と治療目標の共有」及び「チームメンバーの信頼関係」が必要である．当院では，各職種が専門的視点に立った評価とプログラムの立案を行い，「カンファレンス」や「データベース」を活用して他職種の情報と治療目標を共有している．また，チーム内の信頼関係の構築には「コミュニケーション」と「成果の確認」が不可欠である，毎月の運営会議で業務上の問題点や活動の成果を確認するなど「顔の見える連携」を意識している．

・カンファレンスの持ち方

入院患者に対しては，病棟看護師や医療ソーシャルワーカー（MSW）と共に毎週リハビリカンファレンスを開催し，ADLの確認や転院・退院調整を行っている．外来患者では運動療法終了後にミニカンファレンスを行い，患者情報の共有と治療効果の確認を行っている．また月2回の症例カンファレンスでは，記録を電子カルテに記載し，誰もが閲覧可能である．

2．心臓リハビリテーションの特徴

当院の心リハは，主に急性期～回復期を担い，急性期はICUや病棟で個別リハビリを実施し，全身状態が落ち着いた回復期からは心リハ室で集団リハビリを実施している．心リハスタッフは，看護師，理学療法士，臨床検査技師から成る運動療法スタッフと薬剤師，管理栄養士，臨床心理士，MSWから成る患者教育スタッフで構成され，前者は集団運動療法を，後者は二次予防などの患者教育を担当し，いわゆる包括的なリハビリを実践している．さらに3～5ヵ月間の回復期を終了した患者には，維持期であるメディックスクラブや近隣の心リハ施設を紹介し，各施設と情報を共有することで切れ目の無いリハビリテーションサービスの提供を目指している（図）．

・心筋梗塞後クリニカルパス（表）

心筋梗塞（以下AMI）クルニカルパスはステージ1～9からなり，主に看護師が管理する．ステージアップは，主治医の指示のもと看護師2名で実施する．自覚症状やバイタルサインに問題ないことを確認してステージアップしていく．通常，理学療法士は室内フリーとなるステージ4から積極的に介入し，ステージに合わせた運動量で個別リハビリを実施する．院内自立となるステージ7になり，理学療法士が適正ありと判断すれば集団リハビリに参加する．またAMI患者にはAMI診療地域連携パス（以下連携パス）を配布しており，この手帳を使用して生活指導や運動などの患者教育を入院中から実施している．

連携パスは，患者の疾病管理向上とかかりつけ医との連携を基盤とした地域完結型医療の普及を目指して，当院の心リハチームが中心となり作成した．連携パスは携帯性を考慮してA5サイズの手帳形式とし，内容がA4見開きで完結するようにレイアウトした，また単なる検査記録だけの手帳にしないように運動・食事・服薬指導に関する指導内容を掲載し，また医師，看護師，理学療法士，薬剤師，管理栄養士が患者教育のツールとして手帳を活用出来るようにしている．

連携パスの適応期間は，退院から再狭窄の有無を確認する心臓カテーテル検査まで（約6～8ヵ月）である．対象は重篤な心合併症がなく，認知機能が保たれADLが自立している患者である．診療情報の項目では循環器専門医以外との連携も考慮して心臓カテーテル検査の結果や開始薬の内容と副作用，保有する冠危険因子とその管理基準を記載して治療が一目で分かるようにした．また診療計画表には，かかりつけ医の混乱が生じやすいクロビドグレル（プラビックス®）の内服に関する注意事項やスタチンの投与基準について掲載した．特に抗血小板薬に関しては別項目を作成し，手術時の対応も含めて詳細な情報を掲載している．経過表には検査結果を記入するだけでなく，服薬や運動療法の実施状況を患者自身が記入出来るように工夫している．

現在，約2年間の試験運用で得られた結果をもとに連携パスの改訂を行っている．もっと使いやすくするためにレイアウトを見直し，院外身体活動量の把握および院外運動療法の指導項目を充実させる予定である．

AMIの急性期入院治療

入院 (CAG, PCI)
▼
薬物・非薬物治療
▼
stage 5で手帳の配布
▼
手帳を用いた指導
医師、看護師、PT、薬剤師
▼
退院

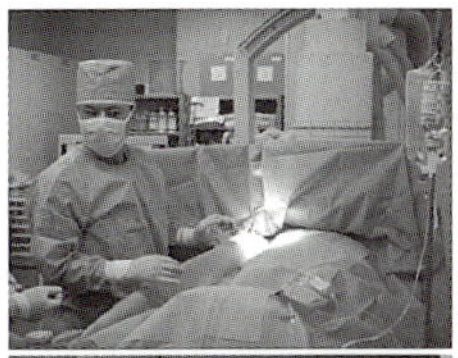
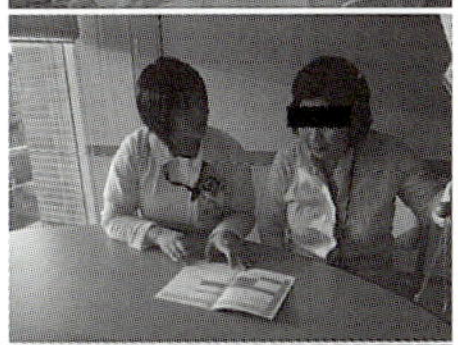
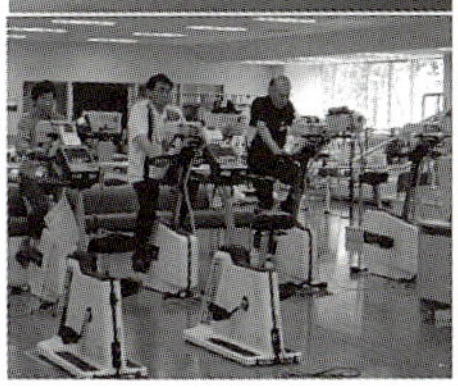

AMIの退院後の治療

外来診療
かかりつけ医、他の医療機関
▼
病院外来受診
リスクのピックアップ
▼
再入院
確認造影など
▼
手帳を用いた指導
医師、看護師、PT、薬剤師
▼
退院

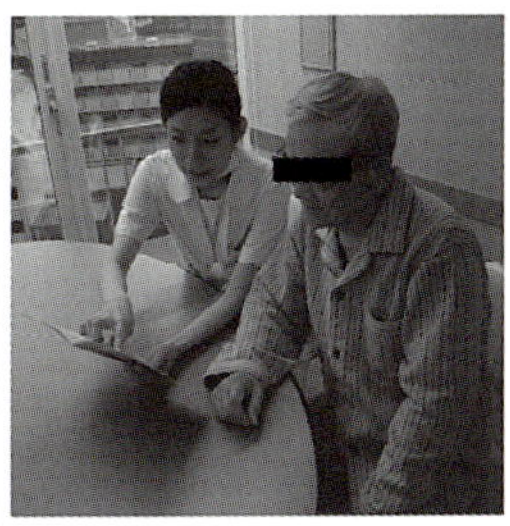

図　連携パスフローチャート

表　心筋梗塞クリニカルパス

ステージ	1	2	3	4	5	6	7	8	9
活動度	絶対安静	受動座位	自動座位	室内フリー	半病棟内フリー	病棟内フリー	病院内フリー （エレベータ使用）	病院内フリー （階段使用可）	病院内フリー
排泄	ベッド上		ベッド上 またはポータブルトイレ	室内トイレ	病棟トイレ				
清潔		全身清拭	自己にて部分清拭	洗髪	シャワー	全身シャワー			入浴
昇格テスト		90度ギャッジアップまたは自動座位	自動座位 および立位試験	40m歩行	80m歩行	160m歩行	240m歩行		
リハ実施場所			ベッド上	ベッドサイド	病棟		リハビリ室		
患者教育など				栄養指導依頼 服薬指導依頼 心臓リハビリ依頼	AMIパンフレットによる指導 AMI地域連携パス手帳説明	心臓リハビリオリエンテーション （パンフレットまたはビデオ）	集団心臓リハビリ参加 運動負荷試験（CPX）		退院前指導 内服確認 胸痛時の対処

3. 心臓リハビリテーション運営の実際

施設基準	☑ Ⅰ □ Ⅱ	**心臓リハビリテーション指導士研修制度認定施設**	☑ あり □ なし
対象とする時期	☑ 急性期 ☑ 前期回復期 ☑ 後期回復期 ☑ 維持期（Medix Club ☑ あり □ なし）		
施設形態	□ 大学病院 □ 専門病院 ☑ 総合病院 □ 有床診療所 / クリニック		
施設の概要	急性心筋梗塞収容数 約(185)人 / 年 心臓カテーテル検査(1100)件 / 年 うち PCI(350)件 心臓外科手術(300)件 / 年 心臓リハビリテーション：入院(9600)単位 / 年 外来(7700)単位 / 年 CPX(心肺運動負荷試験)(250)件 / 年		

スタッフの内訳 ( )内数字は心臓リハビリテーション指導士数				
	医師	常勤 5 / 非常勤 0 人（4）	臨床検査技師	常勤 6 / 非常勤 0 人（3）
	看護師	常勤 13/ 非常勤 0 人（8）	薬剤師	常勤 4 / 非常勤 0 人（3）
	理学療法士	常勤 8 / 非常勤 0 人（4）	管理栄養士	常勤 2 / 非常勤 0 人（0）
	臨床心理士	常勤 1 / 非常勤 0 人（0）	ソーシャルワーカー	常勤 1 / 非常勤 0 人（0）
	健康運動指導士	常勤 0 / 非常勤 0 人（0）	その他	常勤 0 / 非常勤 0 人（0）

【運動療法の種類】		
	有酸素運動	
ウォーキング	☑ 有 □ 無	屋内で内周 60 m 外周 70 m のトラックを使用 前半 20 分間、後半 10 分間実施
エアロビクス	□ 有 ☑ 無	
ステップエクササイズ	□ 有 ☑ 無	
自転車エルゴメータ	☑ 有 □ 無	BE-360 Well Bike 8 台 AERO BIKE 75XL 5 台 前半 20 分間、後半 10 分間実施
リカベント式自転車エルゴメータ	□ 有 ☑ 無	
トレッドミル	□ 有 ☑ 無	
ニューステップ	□ 有 ☑ 無	
その他	アシスト付エルゴメータ（セラフィットプラス）2 台 ウォーキング、自転車エルゴメータが困難な方が対象	
	レジスタンストレーニング	
セルフトレーニング	☑ 有 □ 無	上肢ダンベル（0.5 kg～2 kg） 下肢重錘（0.5 kg～4 kg）を使用した体操
ボールトレーニング	□ 有 ☑ 無	
チューブトレーニング	□ 有 ☑ 無	
シーテッドロングロウ	□ 有 ☑ 無	
チェストプレス	□ 有 ☑ 無	
レッグプレス	□ 有 ☑ 無	
その他		
	ストレッチ体操	
	□ 有 ☑ 無	
【患者教室】		
心臓病教室	☑ 有 □ 無	毎週(水)13：00 ～ 13：30 開催
その他	管理栄養士による減塩調理教室を月 2 回、腎臓病調理教室を月 1 回開催 10：00 ～ 12：30	
【その他】		
屋内レクリエーション	□ 有 ☑ 無	
屋外レクリエーション	□ 有 ☑ 無	
リラクゼーション	□ 有 ☑ 無	

社会医療法人 天神会

古賀病院 21

循環器内科　倉富暁子

1. 施設紹介

①施設紹介

古賀病院 21 は 2002 年 9 月に開院, 2008 年から心臓リハビリテーションを開始, 現在, 入院型・外来型回復期リハ・維持期心リハを実施している. 2010 年からは和温療法の併用を, 慢性心不全例や下肢閉塞性動脈硬化症などに積極的に取り入れている. グループ内に急性期心リハを担う新古賀病院があり, 急性期から維持期心リハまでを一連して提供できるシステムを構築している.

②チームアプローチの実際

チームは循環器内科医, 理学療法士, 病棟および外来看護師, 管理栄養士, 薬剤師, 臨床検査技師, メディカルソーシャルワーカー（MSW）から構成されている. 全職種合同のカンファレンスを週に 1 回行っており, 全スタッフが患者の病態や問題点を共有することを目的としている. 多職種が参加するため, 医師がスライドで患者のプロフィール・疾患（手術）・治療経過を提示する際には, 冠動脈走行などの解剖や疾患の説明, カテーテルや手術などの手技の解説を加え全スタッフが理解しやすいように工夫している. 他の職種も同様に, それぞれの専門的なアプローチを全員が共通認識できるようなプレゼンテーションを心がけている. 外来リハ患者については医師から治療内容の変更や病状の報告を行い, 異常を早期発見するための要点を提示している. 和温スタッフは患者本人だけでなく家族の状況や家族の疾患理解度など直接接して認識した点を報告する. 毎週繰り返し各症例を検討することで, 情報と問題点の共有に取り組んでいる. カンファに参加できなかったチームメンバーが情報を入手できるよう, 会議終了と同時にイントラネット上に議事録をアップすることにしている. 議事録の例を提示する（図 1）.

2. 心臓リハビリテーションの特徴

当院の特徴としては, 心筋梗塞回復期心リハを入院でおこなっている点, 及び入退院を繰り返す重症心不全例や閉塞性動脈硬化症に対し和温療法を併用した心リハ（入院・外来）を行っている点である. 心臓リハビリテーションを開始する場合には疾患や入院・外来に関わらず, 心大血管リハビリテーション評価表（図2）を用いて患者情報を収集，病態を把握している．

①心筋梗塞後

当院の回復期心リハ症例は広汎な心筋梗塞や心不全併発例，多数の動脈硬化危険因子や慢性腎臓病をもつハイリスク症例が多い．

クリニカルパス（図3a, b）の運用日数は14日，午前中に和温療法，午後に運動療法・心臓病教室に参加する．心臓病教室は10日間で1クール，教育は心臓病教室以外に個別に味噌汁試飲を用いた実技的な指導などを取り入れている．入院時にうつ診断アンケートで精神状態を推察，カンファで共有しリハビリに活用している．退院時には満足度・感想アンケートを記入してもらい今後のリハビリ運営向上に役立てている．

②心不全

当院では重症心不全患者に対し和温療法を併用した心リハを積極的に施行している．NYHA III-IVの症例はまず和温療法を開始する．和温療法開始時には和温療法の効果・効能について具体的な説明と理解が必須である（図4）．NYHA IIへ改善後，運動療法を導入する．運動療法開始時には心不全症例は心肺運動負荷試験ができないことが多く，運動処方は主に心拍処方で補助付きエルゴメーターを使用し慎重に行っている．理学療法士は内服の変更や状態の変化を医師と綿密に連絡をとることが重要である．外来では運動療法後に和温療法を施行している．外来和温療法患者は，体重・vitalを記載，体重はグラフ化し心不全増悪の早期発見に努めている．また，業務手順を作成し効率よく和温療法を実施している．また，和温療法の待ち時間はスタッフが患者家族と長く接することができ，患者本人だけでなく家族の訴えを傾聴し疾患を指導する良い機会になっている．

③閉塞性動脈硬化症

Fontaine分類II度以下の症例では国立循環器センターのプロトコル[1)]で運動処方を行い，3ヶ月程度で自主訓練に移行する．Fontaine分類III度以上の症例や運動療法不能例（下肢切断や麻痺症例など）には和温療法を行っている．閉塞性動脈硬化症に対する和温療法は効果が出るまでに時間がかかり，さらに治療は長期にわたる．一時的に症状が悪化することもあり，患者への説明・そして理解が重要である．潰瘍形成や感染兆候がないか毎回注意深い観察が重要となる．

おわりに

我々の受け持つ患者のほとんどは，その後の人生を心疾患と向き合っていく．心リハチームが担うものは，患者の心疾患であると同時に生活そのものでもある．医師が疾患を診るだけの医療でなく，それぞれの職種がプロフェッショナルとして患者の生き方を考えた医療を展開することが重要である．近年，チーム医療という概念が多くの医療現場で重視されているが，心リハはその最たるものである．チームが患者ひとりひとりの問題を共有し，それぞれの観点から治療にあたることが，患者の安定した生活を保つことに貢献すると信じている．

3. 心臓リハビリテーション運営の実際

施設基準	☑ Ⅰ □ Ⅱ	**心臓リハビリテーション指導士研修制度認定施設**	☑ あり □ なし
対象とする時期	□ 急性期 ☑ 前期回復期 ☑ 後期回復期 ☑ 維持期（Medix Club □ あり ☑ なし）		
施設形態	□ 大学病院 □ 専門病院 ☑ 総合病院 □ 有床診療所 / クリニック		
施設の概要	急性心筋梗塞収容数 約(0)人 / 年 心臓カテーテル検査(0)件 / 年 うち PCI(0)件 心臓外科手術(0)件 / 年 心臓リハビリテーション：入院(4607)単位 / 年 外来(5813)単位 / 年 CPX(心肺運動負荷試験)(120)件 / 年		

スタッフの内訳 ( )内数字は心臓リハビリテーション指導士数				
	医師	常勤 3 / 非常勤 0 人 (2)	臨床検査技師	常勤 2 / 非常勤 0 人 (0)
	看護師	常勤 7 / 非常勤 0 人 (0)	薬剤師	常勤 2 / 非常勤 0 人 (0)
	理学療法士	常勤 4 / 非常勤 0 人 (3)	管理栄養士	常勤 1 / 非常勤 0 人 (0)
	臨床心理士	常勤 0 / 非常勤 0 人 (0)	ソーシャルワーカー	常勤 1 / 非常勤 0 人 (0)
	健康運動指導士	常勤 0 / 非常勤 0 人 (0)	その他	常勤 0 / 非常勤 0 人 (0)

【運動療法の種類】		
	有酸素運動	
ウォーキング	☑ 有 □ 無	屋外で 85M の散歩道を使用
エアロビクス	□ 有 ☑ 無	
ステップエクササイズ	□ 有 ☑ 無	
自転車エルゴメータ	☑ 有 □ 無	コンビ AEROBIKE75XL 6 台
リカベント式自転車エルゴメータ	☑ 有 □ 無	BIODEX 3 台
トレッドミル	☑ 有 □ 無	BIODEX 2 台
ニューステップ	☑ 有 □ 無	1 台
その他	セラフィット 6 台、和温療法	
	レジスタンストレーニング	
セルフトレーニング	☑ 有 □ 無	カフレイズ，ハーフスクワット等を 10 回 1 セットとし患者にあわせて数セット実施
ボールトレーニング	□ 有 ☑ 無	
チューブトレーニング	☑ 有 □ 無	リハビリ室に備え付けのセラバンド ® を使用し実施
シーテッドロングロウ	□ 有 ☑ 無	
チェストプレス	□ 有 ☑ 無	
レッグプレス	☑ 有 □ 無	HUR 1 台
その他	Life Fitness レッグエクステンション 1 台、ダンベル各種、ハンドグリップ各種	
	ストレッチ体操	
	☑ 有 □ 無	下肢を中心に四肢・体幹・頸部のストレッチを実施
【患者教室】		
心臓病教室	☑ 有 □ 無	入院患者を中心に 2 週間で計 10 回の講義を開催
その他	入院患者を中心に栄養指導の塩分摂取について実技を交えた講義を開催（不定期）	
【その他】		
屋内レクリエーション	□ 有 ☑ 無	
屋外レクリエーション	□ 有 ☑ 無	
リラクゼーション	☑ 有 □ 無	アロマテラピー・マッサージ

『古賀病院 21：心臓リハビリテーションチーム』ミーティング議事録

平成 25 年〇月〇日（月）16:00～41 会議室

【参加者】

医師：倉富、〇〇、□□　看護部：〇〇、□□　栄養科；〇〇　薬局：〇〇

MSW：〇〇　リハビリ：〇〇、□□、△△

1, 症例について

・＊＊氏　79 歳　P/O AVR ,MVP, TAP

2 月〇日新古賀病院にて心外術後、心臓リハビリ目的に 21 に転院

3 月〇日より運動療法を開始、現在、エルゴ 5W　20 分と自重でのレジスタンストレーニングを実施中

ADL 室にて階段昇降など動作確認済み。入浴は動作確認後、病棟での入浴 ADL アップ予定。

上肢の疼痛・可動域訓練はリラクゼーション・可動域訓練実施中。症状軽減傾向。

妻と二人暮らし、介護保険申請中

・＊＊氏　85 歳　ASO

3 月初旬より右踵部に潰瘍形成、潰瘍治療・和温療法目的に入院、潰瘍は改善傾向

息子さんと同居中。療養型または施設入所調整中であるが難渋

ポイント
多職種からの報告を端的に記載

〈外来和温療法〉

・＊＊氏

週に 1 回（土）に実施、維持透析；（月）（水）（金）

〈外来心リハ患者〉

・＊＊氏　62 歳　女性　OMI,

週に 2 回（火）（金）

エルゴ7W30 分実施

和温療法を併用

・＊＊氏　56 歳　OMI

週に 3 回（月・水・金）

サムスカ減量したために心不全悪化に注意必要

TM1.8km/H で 20 分実施

ポイント
治療の変更による注意事項等を共有する

〈フィットネス移行患者〉

・＊＊氏

体重増加傾向、収縮期血圧高地、運動負荷調整・血圧コントロールを担当医に依頼

〇次回カンファ　4 月〇日（月）16:00～　41 会議室で実施予定

図 1　実際の議事録

患者 ID：
氏名：
住所：
診断名：
発症日：
新古賀入院日：
21 入院日：
手術日：
術式：
心リハ開始日：
退院日：
入院前 ADL：独歩・自立
介護認定：
サービス利用：あり・なし
家族：　人暮らし
家族歴：＋・－
職業：＋・－
趣味：＋・－
運動習慣：＋・－
《心不全コントロール不良因子》
原因：低心機能・弁膜症・虚血・高血圧・不整脈・腎機能低下・心筋炎・肺炎・その他感染・貧血・過労・水分・食事（塩分），内服管理・その他

《処方薬剤》
初期評価時　　追加変更
（例）アーチスト 2.5mg　　（4/5～）5mg へ増量

＜既往歴＞
AP：＋・－（UAP・SAP）
（CAG：＋・－、PCI：＋・－）
MI：＋・－（CAG：＋・－、PCI：＋・－）
CHF：＋・－
不整脈：：＋・－
ASO：＋・－
HT：＋・－
HL：＋・－
DM：＋・－
CVA：＋・－（脳梗塞・脳出血・SAH・その他）
RF：＋・－（HD あり・なし）
呼吸器疾患：＋・－
整形疾患：＋・－
その他：＋・－

12 誘導心電図（　／　）
HR：　bpm（SR・Af・AF・　）
P：
異常 Q：
QS：
ST↑：
ST↓：
negativeT：
AVB：Ⅰ°・wenchebach・MobitzⅡ・Ⅲ°
脚ブロック：CRBBB・RBBB・CLBBB・LBBB
軸：NAD・LAD・RAD・高度 RAD（　°）
回転：正常・時計回り・反時計回り

Holter ECG（　／　）
Lown 分類（なし・1・2・3・4・5）

《risk factar》
肥満：＋・－、身長　cm、体重　kg、BMI
喫煙歴：なし・あり
（喫煙中）・あり（禁煙中　前より）
本／日×　年間
飲酒：＋・－　種類：　量　／日
食生活の乱れ：+・－

	/	/	/
TG			
T-cho			
HDL			
LDL			
体重			
BMI			
CTR			

UCG	/	/
LVEF	%	%
LVDd/Ds	/ mm	/ mm
IVS/PW	/ mm	/ mm
LA	mm	mm
IVC	mm	mm
推定PAP	/ mmHg	/ mmHg
AR	(—)・Ⅰ・Ⅱ・Ⅲ・Ⅳ・狭窄	(—)・Ⅰ・Ⅱ・Ⅲ・Ⅳ・狭窄
MR	(—)・Ⅰ・Ⅱ・Ⅲ・Ⅳ・狭窄	(—)・Ⅰ・Ⅱ・Ⅲ・Ⅳ・狭窄
TR	(—)・Ⅰ・Ⅱ・Ⅲ・Ⅳ・狭窄	(—)・Ⅰ・Ⅱ・Ⅲ・Ⅳ・狭窄
PR	(—)・Ⅰ・Ⅱ・Ⅲ・Ⅳ・狭窄	(—)・Ⅰ・Ⅱ・Ⅲ・Ⅳ・狭窄

日付 /				
CAG	狭窄率	治療内容	開通率	側副血行
#1		POBA・DES・BMS・吸引・		
#2		POBA・DES・BMS・吸引・		
#3		POBA・DES・BMS・吸引・		
#4PD		POBA・DES・BMS・吸引・		
#4AV		POBA・DES・BMS・吸引・		
#5		POBA・DES・BMS・吸引・		
#6		POBA・DES・BMS・吸引・		
#7		POBA・DES・BMS・吸引・		
#8		POBA・DES・BMS・吸引・		
#9		POBA・DES・BMS・吸引・		
#10		POBA・DES・BMS・吸引・		
#11		POBA・DES・BMS・吸引・		
#12		POBA・DES・BMS・吸引・		
#13		POBA・DES・BMS・吸引・		
#14		POBA・DES・BMS・吸引・		
#15		POBA・DES・BMS・吸引・		

図２　当院で用いている心大血管リハビリテーション評価表

分類	項目	1日目	2日目	3日目	7日目
アウトカム	退院基準（アウトカム）	【新】病気について理解している	⇒	⇒	⇒
	ステップアップアウトカム				運動習慣を獲得する
		運動の必要性について理解できる	⇒	⇒	
検査			血清（(X1)） 部分尿（沈渣ｽﾋﾟｯﾂ） 全血（灰色） 全血（院内BNP） 全血（(g)紫）		
画像			胸部正面（立位）		
			心電図（安静時）		
			UCG		
			CPX（心肺運動）負荷試験		
タスク	【新】入院時必要書類	【新】入院時必要書類チェック（1日目） 看護師			
				【新】入院時必要書類チェック（3日目） 看護師	
	【新】指導・教育的援助	【新】入院時オリエンテーション 看護師			
		【新】心リハテキスト配布 看護師			
			【新】心リハ教室参加確認（看護師・医師・栄養士・検査・薬剤師・リハ）		
	【新】確認事項（その他）	【新】心リハ入院時アンケート渡し 看護師			
				【新】心リハ入院時アンケート回収 看護師	
	【新】指導・教育的援助		【新】栄養指導 栄養士	⇒	⇒
	【新】リハビリテーション		【新】リハビリ リハ	⇒	⇒
	【新】指導・教育的援助			【新】心リハ教室参加確認（看護師・医師・栄養士・検査・薬剤師・リハ）	

ポイント
うつやストレス度の把握を行うためのアンケートを施行している

分類	項目	8日目	13日目	14日目
アウトカム	退院基準（アウトカム）	【新】病気について理解している	⇒	⇒
	ステップアップアウトカム	運動習慣を獲得する	⇒	⇒
検査			血清（(X1)） 全血（(g)紫） 全血（院内BNP）	
画像			CPX（心肺運動）負荷試験	
タスク	【新】確認事項（その他）		【新】心リハ退院時アンケート渡し 看護師	
				【新】心リハ退院時アンケート回収 看護師
	【新】退院時書類			【新】退院時指導計画書（医師） 医師
				【新】退院時指導計画書（看護師） 看護師
			【新】退院時チェック 看護師	
	【新】指導・教育的援助	【新】栄養指導 栄養士	⇒	⇒
	【新】リハビリテーション	【新】リハビリ リハ	⇒	
	【新】指導・教育的援助	【新】心リハ教室参加確認（看護師・医師・栄養士・検査・薬剤師・リハ）		
			【新】心リハ教室参加確認（看護師・医師・栄養士・検査・薬剤師・リハ）	
				【新】心リハ教室参加確認（看護師・医師・栄養士・検査・薬剤師・リハ）
看護ケア	観察項目	胸部症状（4検（6·10·14·19））	⇒	⇒
		全身倦怠感（4検（6·10·14·19））	⇒	⇒
指示簿	継続	（安）	⇒	⇒

ポイント
満足度調査でリハビリ運営向上に役立てている

図 3a　心臓リハビリテーション（AMI 後）医療従事者用

心臓リハビリテーション(パス説明書)　　様　主治医　　看護師　　【患者用】

	入院当日	リハビリ開始 2～6日目(　/　～　/　)	リハビリ終了～退院日 7～14日(　/　～　/　)
達成目標		○自分の動ける範囲が分かる ○心臓リハビリを行う理由が分かる ○心臓リハビリの進み方について理解できる	退院基準 ○退院後の生活について不安がない ○リハビリの目標を達成した ○運動習慣を獲得する
検査	○胸部レントゲン・心電図	○　CPX(心肺負荷試験)　・心臓エコー　・採血	・CPX(心肺運動負荷試験) ・採血
薬剤		○退院前に、薬剤師から再発予防の為のお薬の説明があります	
教室	14:30～15:00心臓リハビリ教室があります。曜日によって内容が違いますので別紙で確認してください。		
心臓リハビリ		CPXの結果によって安全で効果的な運動の強さを決めます。(運動処方) リハビリは必要に応じ午前、午後行なわれます	○退院前にCPX(心肺運動負荷試験)を行います
食事	減塩食	○必要に応じて、栄養士より食事指導があります	
清潔	○入浴ができます（　4F浴室は月水金は男性が午前中、女性は午後、火木土は逆になります）		
安静度	○院内はﾌﾘｰです		
アンケート	アンケート書類があります。記入し終えたら看護師に渡して下さい		○退院前もアンケートがあります。看護師へ渡して下さい
患者さん及び家族への説明	【入院オリエンテーション】 ○病状について(担当医) ○入院生活について(看護師) ○持参薬の確認(薬剤師または看護師)	○患者さんの個々の状態によって心臓リハビリを行っていきます ○病状により心臓リハビリの日程が入院予定表の日程と異なる場合があります	
書類	○診断書・証明書などが必要な方は提出お願いします。		
入院費			

*状況により予定が変更になる場合があります

説明者署名　　同席ないし確認者署名

本人、家族への説明　　年　　月　　日

ポイント：個別指導も入念に。栄養指導は実技も取り入れている

図 3b　クリニカルパス（患者用）

和温療法を受ける患者様へ

様

開始予定日：　　月　　日　　時　　　説明者：

同意書渡し（　　　）

≪和温療法の実際≫

① 和温療法前に血圧・体重測定（洋服を来た状態）を行います
② 病衣に着替えてもらいます
③ サウナ（60℃）に 15 分間入っていただきます
④ ベッドに寝てもらい毛布に包んで、30 分間保温します
⑤ 洋服に着替えてもらい、血圧・体重測定をします
⑥ 和温療法前後の体重差で水分摂取していただきます
（発汗によって失われた水分補給をします）

≪持ってきていただく物≫

・ 着替えの下着類（汗をかくため）
・ 必要であればタオル（病院のタオルを使っても可）

※注意事項

・ 体調不良時は、下記番号へ前もって連絡下さい
・ お休みする場合は連絡を下さい
・ 一般用サウナは厳禁です

医療法人　天神会　古賀病院２１
久留米市宮の陣３丁目３番８号
TEL（代）０９４２-３８-３３３３
リハビリ室　０９４２－３８－２７０３

ポイント
実際に和温療法室の
見学を行いながら説明する

図 4　和温療法の案内説明書

参考文献

1）林富貴雄（2008）閉塞性動脈硬化症（ASO）の運動療法とは？　ジャパンハートクラブ（編）心臓リハビリテーション知っておくべき Tips,　中山書店 p110-117

社会医療法人 友愛会

豊見城中央病院

循環器内科　新城哲治
循環器内科　玉城正弘
リハビリテーション科　嶺井　陽

1. 施設紹介

①施設紹介

当院は沖縄県本島南部に位置する366床のベッド数を持つ急性期病院であり，心大血管疾患の症例数は2012年度でPCI症例270例・開心術症例85例である．2006年に心臓リハビリテーション施設基準Ⅰを取得した．心臓リハビリテーション開始からしばらくの間は狭心症症例，心筋梗塞症例や心不全症例，下肢閉塞性動脈硬化症症例を主な対象としていたが，2011年5月の心臓血管外科開設に伴って開胸術後症例も対象となった．運動療法器具としては心臓リハビリテーション室内に自転車エルゴメーター7台，トレッドミル1台を設置している．入院心臓リハ，外来通院型心臓リハと併せて毎週金曜日の夕方からのMedEX Clubを開催しており，急性期，回復期，維持期に渡るシームレスな心臓リハビリテーションが実施出来る施設を目指している．

②チームアプローチの実施

当院心臓リハビリテーションチームは医師，看護師，理学療法士，薬剤師などの様々な職種で構成され，チーム全員で患者情報を常に共有することを意識した取り組みを行っている．毎日7時よりICU症例のチームミーティングを実施しており，その他にも週1回の頻度で各種勉強会，症例検討会と併せて心臓リハビリテーションカンファレンスを実施している．

実施したカンファレンスの記録は電子カルテ上に参加スタッフ全員で記載し，その記録をもとに患者とその家族に対して病態説明や生活指導を実施している．

2. 心臓リハビリテーションの特徴

当院では早期離床，早期ADL獲得，早期退院および再入院予防を主目的に心臓リハビリテーションに取り組んでいる．開心術後のリハビリテーションを例に挙げると，術当日は人工呼吸器離脱後より速やかに呼吸機能訓練とhead upを行い，術後1日目より立位訓練，歩行訓練を実施する．このような早期離床プログラムを進めるうえでは十分なセーフティーマネージメントを行うことが肝要となるために，医師，看護師，理学療法士およびその他関連スタッフが常に十分な連携を計ることを努めている．また，運動療法以外にも食事・服薬指導などの生活指導も重点的に実施している．生活指導を実施する際は，患者本人だけでなくご家族も同席して頂き，退院後は家族一丸で二次予防に取り組めるよう促している．

3. 豊見城中央病院　急性心筋梗塞クリニカルパス

①急性心筋梗塞 8 日間パス適応基準（表 1，2）

・PCI 成功例，残存狭窄が無い

・重症心不全が無い

・CPKmax1500 未満

※上記条件に適応しない症例は原則的に 12 日間パスを適応する．ただし主治医判断により 8 日間パス，12 日間パスを適応しない場合もある．

②急性心筋梗塞ステージ進行基準

・胸痛，呼吸困難，動悸などの自覚症状が出現しないこと．

・心拍数が 120/ 分以上にならないこと．あるいは 40/ 分以上の増加がないこと．

・危険な不整脈が出現しないこと．

・1mm 以上の ST 低下，あるいは 2 週間以内の場合 2mm 以上の ST 上昇がないこと．

・収縮期血圧が 20mmHg 以上低下しないこと．2 週間以内では 20mmHg 以上上昇しないこと．

4. 心臓リハビリテーション運営の実際

施設基準	☑ Ⅰ □ Ⅱ	**心臓リハビリテーション指導士研修制度認定施設**	□ あり ☑ なし	
対象とする時期	☑ 急性期 ☑ 前期回復期 ☑ 後期回復期 ☑ 維持期（Medix Club ☑ あり □ なし）			
施設形態	□ 大学病院 □ 専門病院 ☑ 総合病院 □ 有床診療所 / クリニック			
施設の概要	急性心筋梗塞収容数 約(50)人 / 年 心臓カテーテル検査(890)件 / 年 うち PCI(270)件 心臓外科手術(100)件 / 年 心臓リハビリテーション：入院(9900)単位 / 年 外来(2410)単位 / 年 CPX(心肺運動負荷試験)(80)件 / 年			
スタッフの内訳 ( )内数字は心臓リハビリテーション指導士数	医師	常勤 6 / 非常勤 0 人（0）	臨床検査技師	常勤 2 / 非常勤 0 人（1）
	看護師	常勤 6 / 非常勤 0 人（1）	薬剤師	常勤 1 / 非常勤 0 人（0）
	理学療法士	常勤 4 / 非常勤 0 人（1）	管理栄養士	常勤 1 / 非常勤 0 人（0）
	臨床心理士	常勤 1 / 非常勤 0 人（0）	ソーシャルワーカー	常勤 1 / 非常勤 0 人（0）
	健康運動指導士	常勤 2 / 非常勤 0 人（0）	その他	常勤 0 / 非常勤 0 人（0）

【運動療法の種類】		
	有酸素運動	
ウォーキング	☑ 有 □ 無	病棟内廊下（1 周約 50m）にて実施
エアロビクス	☑ 有 □ 無	健康運動指導士と共にアップテンポ（80～100bpm）の音楽に合わせて 20 分間実施
ステップエクササイズ	□ 有 ☑ 無	
自転車エルゴメータ	☑ 有 □ 無	NIHON KOHDEN Elgometer/STB3200 5 台
リカベント式自転車エルゴメータ	☑ 有 □ 無	CATEYE ergociser/EC-3700 2 台
トレッドミル	☑ 有 □ 無	Sports Art Fitness/T650M 1 台
ニューステップ	□ 有 ☑ 無	
その他		
	レジスタンストレーニング	
セルフトレーニング	☑ 有 □ 無	ハーフスクワットやつま先立ち、ステップ動作などの自重を利用した下肢筋を主としたトレーニング
ボールトレーニング	☑ 有 □ 無	バランスボール、キッキングボールを利用した下肢筋を主としたトレーニング
チューブトレーニング	☑ 有 □ 無	個人の筋力に応じてセラバンド ® を利用した上下肢筋トレーニング
シーテッドロングロウ	□ 有 ☑ 無	
チェストプレス	□ 有 ☑ 無	
レッグプレス	☑ 有 □ 無	Nihon Medix Fitwell 1 台
その他		
	ストレッチ体操	
	☑ 有 □ 無	全身を 10 分ほど時間をかけて行う。関節や筋が痛くない程度で行う
【患者教室】		
心臓病教室	☑ 有 □ 無	外来心臓リハにて毎月 1 回開催
その他	集団での服薬・栄養指導および運動指導を月に 1 回	
【その他】		
屋内レクリエーション	□ 有 ☑ 無	
屋外レクリエーション	☑ 有 □ 無	年二回の頻度で近隣の公園にてウォーキング大会を開催
リラクゼーション	☑ 有 □ 無	心理士によるリラクゼーション法の実施、アロマテラピー実施

表1　急性心筋梗塞　8日パス

stage	病日	安静度	運動負荷検査	リハビリの場所	運動療法	食事
Ⅰ	1～2	安静臥位，床上自由～ ポータブルトイレ可	介入無し～ 立位足踏み負荷	ICU, HCU～ 一般病棟	ベッドサイド・トレーニング	水分のみ～ 5分粥
Ⅱ	2～3	病室内自由～ 病棟トイレ自由	立位足踏み負荷～ 50m歩行負荷	一般病棟	病室内歩行～ 50m負荷後は50m×3セット	全粥食～ 普通食
Ⅲ	3～5	病棟トイレ歩行～ 病棟移動自由	200m歩行負荷		200m歩行負荷後は 200m歩行を2～3セット	
Ⅳ	5～7	シャワー可	シャワー負荷 運動負荷試験 (運動強度決定)	心臓リハ室	監視型運動療法	
Ⅴ	7～8	院内自由	運動負荷試験 (退院前評価)			

表2　急性心筋梗塞　12日パス

stage	病日	安静度	運動負荷検査	リハビリの場所	運動療法	食事
Ⅰ	1	安静臥位 床上自由～	介入無し～			水分のみ～ 5分粥
Ⅱ	2～3	ポータブルトイレ可～ 病室内自由	立位足踏み負荷	ベッドサイド・トレーニング		全粥食～ 普通食
Ⅲ	3～4	病棟トイレ自由	立位足踏み負荷～ 50m歩行負荷	ICU, HCU～ 一般病棟	病室内歩行～ 50m負荷後は50m×3セット	
Ⅳ	4～6	病棟トイレ歩行～ 病棟移動自由	200m歩行負荷		200m歩行負荷後は 200m歩行を2～3セット	
Ⅴ	6～9	シャワー可	シャワー負荷 運動負荷試験 (運動強度決定)	心臓リハ室	監視型運動療法	
Ⅵ	9～12	院内自由	運動負荷試験 (退院前評価)			

地域医療支援病院
群馬県立心臓血管センター

心臓リハビリテーション部　田屋雅信
心臓リハビリテーション部　設楽達則
心臓リハビリテーション部　安達　仁

1. 施設紹介

①施設紹介

当院の病床数は 240 床（ICU12 床），平均在院日数は約 13 日である．診療科は循環器内科，心臓血管外科，整形外科，外科（消化器）で構成され，整形外科，外科の患者も心疾患を合併していることが多い．心大血管リハビリテーション（以下，心リハ）を実施している対象は，主に循環器内科，心臓血管外科からの紹介である．

平成 8 年，当院は群馬県で初めて心臓リハビリテーション施設として認定され，年間約 13000 件（入院約 9000 件，外来約 4000 件）の心リハを実施している．また，1 次予防を目的に健康運動指導士を中心としたヘルスアップ事業や維持期心リハ（Phase Ⅲ）も行っている．

当院の心臓リハビリテーション室（以下，心リハ室）を図 1 に示す．心リハスペース以外を共有スペースとし，時間帯をずらして入院心リハ，外来心リハおよび維持期心リハも展開している．心リハスタッフスペースを中央に配置し，様々なプログラムに目が届くようにしている．

年間の検査・治療件数は，冠動脈造影検査約 1300 件，冠動脈形成術約 500 件，心臓外科手術約 500 件，その他ステントグラフト（TEVAR，EVAR）約 60 件である．その内，心筋梗塞，心臓外科手術後はほぼ全例に対し入院時の心リハをクリニカルパス（以下，パス）に準じて実施している（表 1）．パスから逸脱した高齢者，ADL 低下症例に対しては，一般的な理学療法室で対応している．狭心症に対する冠動脈形成術後は，全例に対し心リハ看護師が退院時指導を行い，必要に応じて退院前に理学療法士が運動療法，運動指導を実施し外来心リハにつなげている．運動療法は可能な限り集団で行うが，入院時の回復期初期や重症心不全に対して理学療法士が個別に対応している．

心大血管疾患リハビリテーション料の保険医療適応期間である 150 日間の回復期心リハ終了後は，維持期心リハ（Phase Ⅲ）として，「運動継続コース」，ジャパンハートクラブ主催の「メディックスクラブ」，「土曜日コース」の 3 つのプログラムを用意している（表 4）．「運動継続コー

表1　心筋梗塞のクリニカルパス

病日	1	2	3	4	5~
月日	／	／	／	／	／
負荷試験 （実施日／実施者 ／評価医サイン）		午前：自動座位（5分） （　／　／　） 午後：2分間歩行 （70m/min，2METs） （　／　／　）	200m歩行 （4分間，2.5METs） （　／　／　）	CPX	
病棟内動作 負荷試験OKの後）	ベッド上安静 ファーラー位30°　可	午前：座位可 昼食は端座位 午後：室内フリー 室内トイレ可 足踏み2分	病棟内フリー	CPX終了時点 4METs以上 →院内フリー，入浴可 4METs以下 →治療再考 翌日入浴負荷	（入浴負荷）
食事	水分	心臓食開始			
看護ケア		全身清拭，陰部洗浄 介助洗髪，足浴	下半身シャワー 体重測定 検査は車椅子 ラウンジ可	4METs以上：入浴	
運動療法		上下肢自他動運動	200m歩行×2回 （見守り） 歩行運動	CPXの適応外 →理学療法	午前：有酸素運動 午後：有酸素運動
患者教育		減塩食の説明	冠危険因子の説明	薬剤指導 栄養指導 心リハ説明（安達）	心リハ棟にて教育 退院時指導
検査				Dual 心筋シンチ	心筋シンチ×2

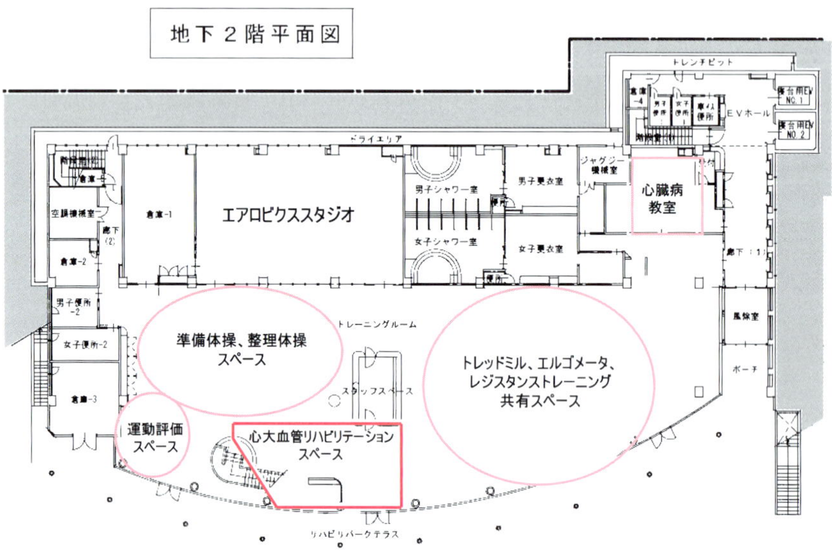

図1　群馬県立心臓血管センター　トレーニングルーム
総面積：約 1600m^2 赤の囲い部分が心大血管リハビリテーション用スペース（81.6m^2）、その他が共有スペースとなっている

表2　回復期心リハスケジュール

時　間	内　　容
9：20 ～ 10：20	運動療法（準備体操、有酸素運動，整理体操，レジスタンストレーニング）
10：20 ～ 11：20	運動療法
11：45 ～ 12：00 (12:30 ～ 13:00)	カンファレンス （ランチミーティング）
13：20 ～ 14：20	運動療法
15：00 ～	カンファレンス 心臓病教室（表2）

表3　心臓病教室

月	火	水	木	金
高血圧（医師）	脂質異常症（医師）	狭心症･心筋梗塞（医師）	糖尿病教室（多職種）	心不全（医師）
ストレス（心リハ看護師）	運動療法（理学療法士）	心肺蘇生法（医師，看護師）	検査（臨床検査技師）	薬（薬剤師）

ス」，「土曜日コース」は，健康運動指導士が担当し，自転車エルゴメータやトレッドミルに加え，エアロビクスやバランスボール，ストレッチポール，ピラティス等，さまざまなトレーニングを取り入れている．そのため，利用者自身が自分に合ったプログラムを選択でき，多様なニーズに応えられるようになっている．また，同じフロアに看護師や理学療法士が常駐しており，心事故の回避や緊急時対応等をバックアップしている．「メディックスクラブ」は，理学療法士が担当し，自転車エルゴメータやトレッドミル等の有酸素運動，マシンでのレジスタンストレーニングをメインに利用者それぞれに合ったプログラムをアドバイスしている．「土曜日コース」や，夜間の時間設定とした「メディックスクラブ」は，平日や日中に仕事がある方が参加しやすいように配慮している．

②チームアプローチの実際

・多職種による運営の工夫

当院の外来心リハは，医師と常に連絡をとれる環境の中で理学療法士と心リハ看護師で対応している．また，栄養指導を心リハ室で行う場合には，栄養士との情報交換を欠かさないようにしている．理学療法士のみならず看護師も心リハ専従でいることが当院の特徴である．外来心リハのスケジュールを表2に示す．運動療法以外の時間帯で看護面談，栄養指導，心臓病教室を実施し，心臓病教室は多職種で構成された内容となっている（表3）．

・カンファレンスの持ち方

心リハのカンファレンスは午前，午後の心リハ終了後に設け，1日2回行っている．基本的

表４　維持期心リハスケジュール

プログラム	時　間	内　容
運動継続コース （月曜日～金曜日）	9：50 ～ 11：50	準備体操，有酸素運動（自転車エルゴメータ，トレッドミル等），レジスタンストレーニング，整理体操
	13：50 ～ 15：50	準備体操，有酸素運動（自転車エルゴメータ，トレッドミル，エアロビクス，バランスボール等），レジスタンストレーニング，ピラティス，ストレッチポール，整理体操
メディックスクラブ （水曜日のみ）	18：30 ～ 20：00	準備体操，有酸素運動（自転車エルゴメータ，トレッドミル等），レジスタンストレーニング，整理体操
土曜日コース （土曜日のみ）	10：00 ～ 12：00	準備体操，有酸素運動（自転車エルゴメータ，トレッドミル，バランスボール等），レジスタンストレーニング，ストレッチポール，整理体操

には理学療法士と心リハ看護師で行うが，栄養指導を行った栄養士や維持期リハ（Phase Ⅲ）担当の健康運動指導士が加わることもある．また，週１回は心リハ医師も交えてカンファレンス形式のランチミーティングを行っている．

心臓外科手術後のリハビリテーション

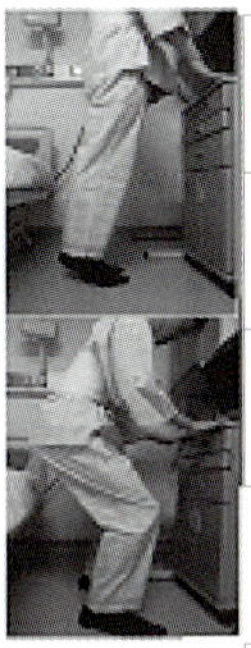

筋力トレーニング	実施したら〇をつけましょう（10回×2セット）														
かかと上げ															
スクワット															

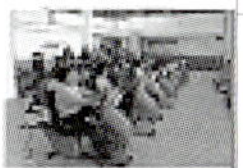

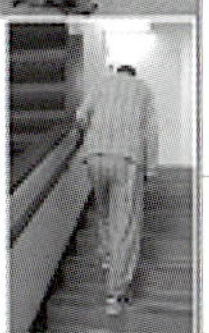

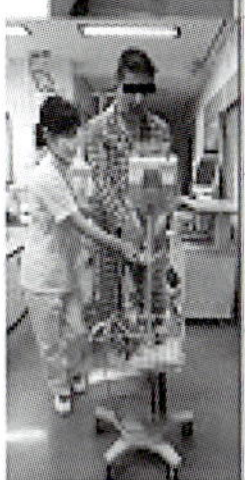

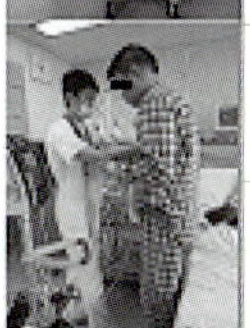

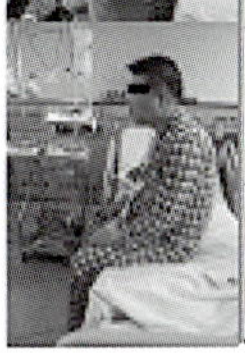

リハビリテーションパス															
運動療法															
階段昇降															
200m歩行															
100m歩行									★						
60m歩行															
30m歩行															
起立・体重測定															
端坐位															
ヘッドアップ30～90度															
手術日 or IABP抜去からの日数	0	1	2	3	4	5	6	7	8	9	10	11	12	13	14
	/	/	/	/	/	/	/	/	/	/	/	/	/	/	/

手術日
/

地下2階心リハ室で運動をがんばりましょう

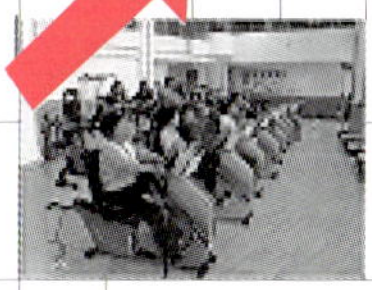

1階リハビリ室で歩けるようになりましょう

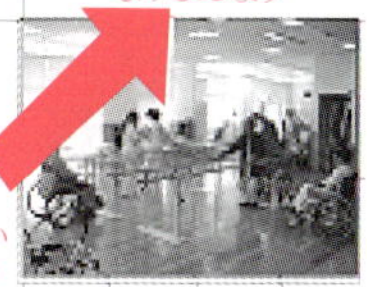

ここより遅れないようにしましょう

(　　　　　　　　　　)さんのリハビリスケジュール

予定通りすすめられるようにお手伝いしますので、一緒にがんばりましょう

群馬県立心臓血管センター　リハビリテーション課

2. 心臓リハビリテーション運営の実際

施設基準	☑ Ⅰ □ Ⅱ	**心臓リハビリテーション指導士研修制度認定施設**	☑ あり □ なし	
対象とする時期	☑ 急性期 ☑ 前期回復期 ☑ 後期回復期 ☑ 維持期（Medix Club ☑ あり □ なし）			
施設形態	□ 大学病院 ☑ 専門病院 □ 総合病院 □ 有床診療所 / クリニック			
施設の概要	急性心筋梗塞収容数 約(130)人 / 年 心臓カテーテル検査(1460)件 / 年 うち PCI(420)件 心臓外科手術(460)件 / 年 心臓リハビリテーション：入院(18400)単位 / 年 外来(11400)単位 / 年 CPX(心肺運動負荷試験)(530)件 / 年			
スタッフの内訳 ( )内数字は心臓リハビリテーション指導士数	医師	常勤 3 / 非常勤 0 人（1）	臨床検査技師	常勤 5 / 非常勤 0 人（2）
	看護師	常勤 1 / 非常勤 3 人（1）	薬剤師	常勤 3 / 非常勤 0 人（0）
	理学療法士	常勤 8 / 非常勤 2 人（5）	管理栄養士	常勤 3 / 非常勤 0 人（0）
	臨床心理士	常勤 0 / 非常勤 0 人（0）	ソーシャルワーカー	常勤 2 / 非常勤 0 人（0）
	健康運動指導士	常勤 0 / 非常勤 6 人（0）	その他	常勤 0 / 非常勤 0 人（0）

【運動療法の種類】		
	有酸素運動	
ウォーキング	☑ 有 □ 無	心リハ室 1 周 140m，リハビリパーク 1 周 550m
エアロビクス	☑ 有 □ 無	運動継続コース（維持期）のみ（4METs レベルと 4METs 未満の"やさしいエアロ"の 2 つの強度から選択可能）
ステップエクササイズ	☑ 有 □ 無	2 台（テクノジム社製）
自転車エルゴメータ	☑ 有 □ 無	24 台（セノー社製 10 台、コンビ社製 14 台）
リカベント式自転車エルゴメータ	☑ 有 □ 無	8 台（セノー社製）
トレッドミル	☑ 有 □ 無	8 台（テクノジム社製）
ニューステップ	□ 有 ☑ 無	
その他	上肢エルゴメータ	
	レジスタンストレーニング	
セルフトレーニング	☑ 有 □ 無	カーフレイズ、スクワットなど
ボールトレーニング	☑ 有 □ 無	維持期、ヘルスアップ事業
チューブトレーニング	☑ 有 □ 無	セラバンド ® 使用
シーテッドロングロウ	□ 有 ☑ 無	
チェストプレス	☑ 有 □ 無	1 台（テクノジム社製）
レッグプレス	☑ 有 □ 無	1 台（テクノジム社製）
その他	トレーニングマシン（体幹筋 3 種，上肢帯筋 6 種，下肢筋 3 種）	
	ストレッチ体操	
	☑ 有 □ 無	回復期は理学療法士、維持期は健康運動指導士が担当
【患者教室】		
心臓病教室	☑ 有 □ 無	表 心臓病教室 参照
その他		
【その他】		
屋内レクリエーション	□ 有 ☑ 無	
屋外レクリエーション	□ 有 ☑ 無	
リラクゼーション	☑ 有 □ 無	マッサージチェア 2 台，心臓病教室「ストレス」の回りでリラクゼーション法について講義

公益財団法人
日本心臓血圧研究振興会附属榊原記念病院

循環器内科　長山　雅俊
看護部　川口　麻美
理学療法科　齊藤　正和
聖学院大学人間福祉学部　長谷川恵美子

1. 施設紹介

①施設紹介

榊原記念病院の心臓リハビリテーション（以下，心リハ）との取り組みは，1979年に急性心筋梗塞に対する急性期心リハへの取り組みから始まり，1982年には故濱本紘先生が外来通院型の心リハを開設するに至った．当時はまだ理学療法士はおらず，病棟リハでは看護師ができる範囲で対応し，外来リハでは心筋梗塞後を中心に恐る恐る行っていた状況であった．

その後，外来リハでは経験を積みながら，CABG術後症例や低心機能症例も対象に加え，その後弁膜症術後症例や慢性心不全例についても積極的に取り組むようになった．2002年からは理学療法士を非常勤で採用することができ，病棟リハの充実を図ったが，その後理学療法士の常勤への昇格，2003年12月の府中市新病院への移転，新しい心臓リハビリテーション室の開設，レジンスタンストレーニングマシンの導入，術後リハへの積極的な介入，心不全に対する和温療法の開設，理学療法士の増員，NPO法人Japan Heart Club府中支部の開設，臨床心理士の常勤採用，慢性心不全に対するベッドサイドレジスタンストレーニングの開始，ヨーガプログラムの開始など，この10年の間にも目まぐるしい変化があった．

外来心リハも開設以来，2012年で丁度30周年となり，2011年11月には平成24年度（財）JKA補助事業による協力を得ることができ，更にインターリハ株式会社，HUR社，（株）グッドケア，（有）エイエヌティーのご協力の下，リハビリ専用運動機器への全面交換とカードシステムの採用，運動中のモニタリング設備の強化がはじまった．また，病院の二大プロジェクトとして，統合医学研究プロジェクトと胎児周産期医療プロジェクトが2011年春から始まっており，病院全体が変わろうとしている．

②チームアプローチの実際

1）多職種による運営の工夫

医師は常勤3名（循環器専門医2名，専修医1名），非常勤3名．2ヵ月に2名ずつ，循環器専修医が研修でラウンドしている．また，週1回は伊東春樹医師がCPXの指導に来ている．看護師は5名で，主に外来リハを担当しているが，病棟への情報収集や外来リハの案内，リスク管理，生活指導を担当している．当院の心リハ参加者は，重症例も多いため，現場でのリスク管理の要とも言える存在である．理学療法士は常勤10名，非常勤1名で，主に病棟リハを担当しているが，退院間際の患者や外来でも個別理学療法対応が必要な患者を担当している．臨床心理士は，現在常勤1名，非常勤1名で，外来リハエントリー時のうつや不安やストレスについてスクリーニングとその説明，心理的な問題を抱える患者への認知行動療法的アプローチなどを活用したカウンセリング，ストレスについての講義と希望者には自律訓練法を用いたリラクセーションを指導している．運動指導士は非常勤3名で，その他にヨーガ療法指導者と自彊術の指導者が週に1回指導に来ている．管理栄養士や薬剤師の専任者はいないが，集団講義や個人指導などで協力を仰いでいる．

2）カンファレンスの持ち方（カンファレンス記録の方法など）

朝8時30分からは，医師，理学療法士による病棟リハカンファレンス．朝9時からは，外来リハカンファレンス．毎週火曜日9時からは，多職種カンファレンスを行っている．また，朝7時15分からの外科カンファレンスには，当番の理学療法士がその後の病棟ラウンドまで同席し，外科医とのコミュニケーションに役立てている．それぞれのカンファレンスは，その時の患者の状態にもよるが，30分～1時間程度である．

朝9時からの外来リハカンファレンスでは，①当日の新規外来リハビリ導入患者の情報共有，②前日の新規外来リハビリ導入患者のリハビリ計画について情報共有，③外来リハビリ3カ月患者の心肺運動負荷試験の検査結果と，今後の運動方針について検討，④前日の運動療法中に問題のあった患者についての情報共有などを目的に行っている．主に新規外来リハビリ導入患者については，病状経過・治療方針・ADL・社会背景など基本的な情報を把握した上で，①看護師：セルフモニタリング，定期受診，内服管理，運動習慣，緊急時連絡方法，生活上の心配などを情報収集，②理学療法士：体力測定，初回運動強度などを情報収集，③管理栄養士：入院中の栄養指導，④臨床心理士：ストレスチェックとその結果のフィードバック面接から抑うつ症状，不安症状のスクリーニングと，ストレス要因と対処方法などの情報収集．カンファレンスの各職種の情報・計画・医師の指示などは，患者の診療録に記録しており，多職種がそれぞれの視点で捉えた更なる情報提供やリハビリ計画について提示している．

火曜日の多職種カンファレンスでは，日常でのカンファレンスでは解決できない症例（重症，ハイリスク，保険期間についての相談など）について，リハビリ室責任者と共にカンファレンスを行い，情報共有と方針決定を行っている．また，その内容については患者の診療録に記載すると同時に患者に適宜説明を行っている.

2. 心臓リハビリテーションの特徴とクリニカルパスまたはプログラム

新規外来リハビリ導入時に, 看護師から3か月リハビリプログラム内容（運動療法, 栄養指導, 生活指導, 心肺蘇生講習会, カウンセリング）の説明と, 実践計画書を患者に提示する. それ以外に, 毎回のリハビリの際には, 当日の予定を問診時に患者へ説明している. 実施した内容については, リハビリ記録に記載し多職種と情報共有する. 患者用ツールは様々な物を用意しているが, 図1は心臓リハビリの流れが分かるパンフレット, 図2はセルフモニタリングのための生活日誌, 図3は心筋梗塞やPCIでの退院後にかかりつけ医との連携ツールである連携パス, 図4はより簡便で広域への普及を目的とした循環器疾患連携パスである. また, ストレス対策用パンフレットとして, 当施設に長年指導に来ている聖学院大学の長谷川恵美子臨床心理士が作成した「こころからの健康づくり」を配付している. 各疾患別のプログラムの特徴を下記に示した.

①心筋梗塞後

入院中から急性期の治療とともに, 早期社会復帰が出来るように理学療法士が個別介入し, リハビリを段階的に進めている. また, 入院中から虚血性心疾患の集団講義を開催し, 早期から再発予防に向けセルフケアへの認識を高める取り組みを行っている. 外来通院リハビリでは, 自宅での生活上の心配や不安などの相談や再発を予防するための冠危険因子の是正を目的に, 患者と共に現状を確認し具体的な目標の立案などを行っている. リハビリ通院中に目標到達状況の把握と看護介入, 栄養指導, ストレス相談などを行い, リハビリ開始から3か月後には再評価を行っている.

②心臓手術後

手術前から術前訓練や術後リハビリについて理学療法士が個別介入し患者に実施している. 手術後は急性期である翌日から集中治療室で座位～立位へのリハビリを開始している. 一般病棟に帰室した後も治療を進めながら, 疼痛コントロールを図った上で100～400m歩行を理学療法士, 看護師と実施する. 退院前には担当理学療法士が外来リハビリプログラムの説明を実施, 外来リハビリ導入時に再度, 看護師が説明を行っている. 外来リハビリ通院中に, 体力の向上, 再発の予防のほかに生活上での不安や悩みの相談や, 開心術後の注意点, 創部治癒経過, 疼痛コントロール状況などについても確認をしている.

③狭心症, PCI後

入院時よりPCI後の生活プログラムとして, 病棟看護師より運動療法, 運動処方についての説明を行っている. また, PCI後にはリハビリ室の看護師から, リハビリについて病棟へ説明に訪問し, 外来リハビリへの参加を促している.

3. 心臓リハビリテーション運営の実際

施設基準	☑ Ⅰ　□ Ⅱ	心臓リハビリテーション指導士研修制度認定施設		□ あり　☑ なし
対象とする時期	☑ 急性期　☑ 前期回復期　☑ 後期回復期　☑ 維持期（Medix Club ☑ あり　□ なし）			
施設形態	□ 大学病院　☑ 専門病院　□ 総合病院　□ 有床診療所 / クリニック			
施設の概要	急性心筋梗塞収容数　約(200)人 / 年　心臓カテーテル検査(4000)件 / 年　うち PCI(800)件 心臓外科手術(1500)件 / 年　心臓リハビリテーション：入院(26000)単位 / 年　外来(32000)単位 / 年 CPX(心肺運動負荷試験)(1250)件 / 年			
スタッフの内訳 (　)内数字は心臓リハビリテーション指導士数	医師	常勤 3 / 非常勤 3 人（0）	臨床検査技師	常勤 5 / 非常勤 0 人（0）
	看護師	常勤 5 / 非常勤 0 人（0）	薬剤師	常勤 0 / 非常勤 0 人（0）
	理学療法士	常勤10/ 非常勤 1 人（0）	管理栄養士	常勤 3 / 非常勤 0 人（0）
	臨床心理士	常勤 1 / 非常勤 1 人（0）	ソーシャルワーカー	常勤 0 / 非常勤 0 人（0）
	健康運動指導士	常勤 0 / 非常勤 3 人（0）	その他（ヨガ療法士） （自彊術講師）	常勤 0 / 非常勤 3 人 常勤 0 / 非常勤 3 人

【運動療法の種類】		
	有酸素運動	
ウォーキング	☑ 有　□ 無	トレッキングマシン　室外 100m トラック
エアロビクス	☑ 有　□ 無	低強度，中強度に分けて実施
ステップエクササイズ	☑ 有　□ 無	20 台　エアロビクスのオプションとして実施
自転車エルゴメータ	☑ 有　□ 無	14 台
リカベント式自転車エルゴメータ	☑ 有　□ 無	3 台
トレッドミル	☑ 有　□ 無	5 台
ニューステップ	□ 有　☑ 無	
その他	アブドメン、ディップシュラック、レッグエクステンション・カール、ラットプルダウン	
	レジスタンストレーニング	
セルフトレーニング	☑ 有　□ 無	患者毎に PT が作成指導
ボールトレーニング	☑ 有　□ 無	エアロビクスのオプションとして実施
チューブトレーニング	☑ 有　□ 無	エアロビクスのオプションとして実施
シーテッドロングロウ	□ 有　☑ 無	
チェストプレス	☑ 有　□ 無	
レッグプレス	☑ 有　□ 無	
その他	HUR マルチ　2 台	
	ストレッチ体操	
	☑ 有　□ 無	病棟講義，個人指導，栄養相談，禁煙外来，Phase Ⅱ開始時・終了時診察
【患者教室】		
心臓病教室	☑ 有　□ 無	病棟で週 3 回実施
その他		
【その他】		
屋内レクリエーション	☑ 有　□ 無	ヨーガ，自彊術の教室を週に 1 回実施
屋外レクリエーション	☑ 有　□ 無	年に 1 回ハイキング
リラクゼーション	☑ 有　□ 無	臨床心理士による「こころからの健康づくり」,「ストレス対策」,「認知行動療法的アプローチ」,「自律訓練法など」のリラクセーション

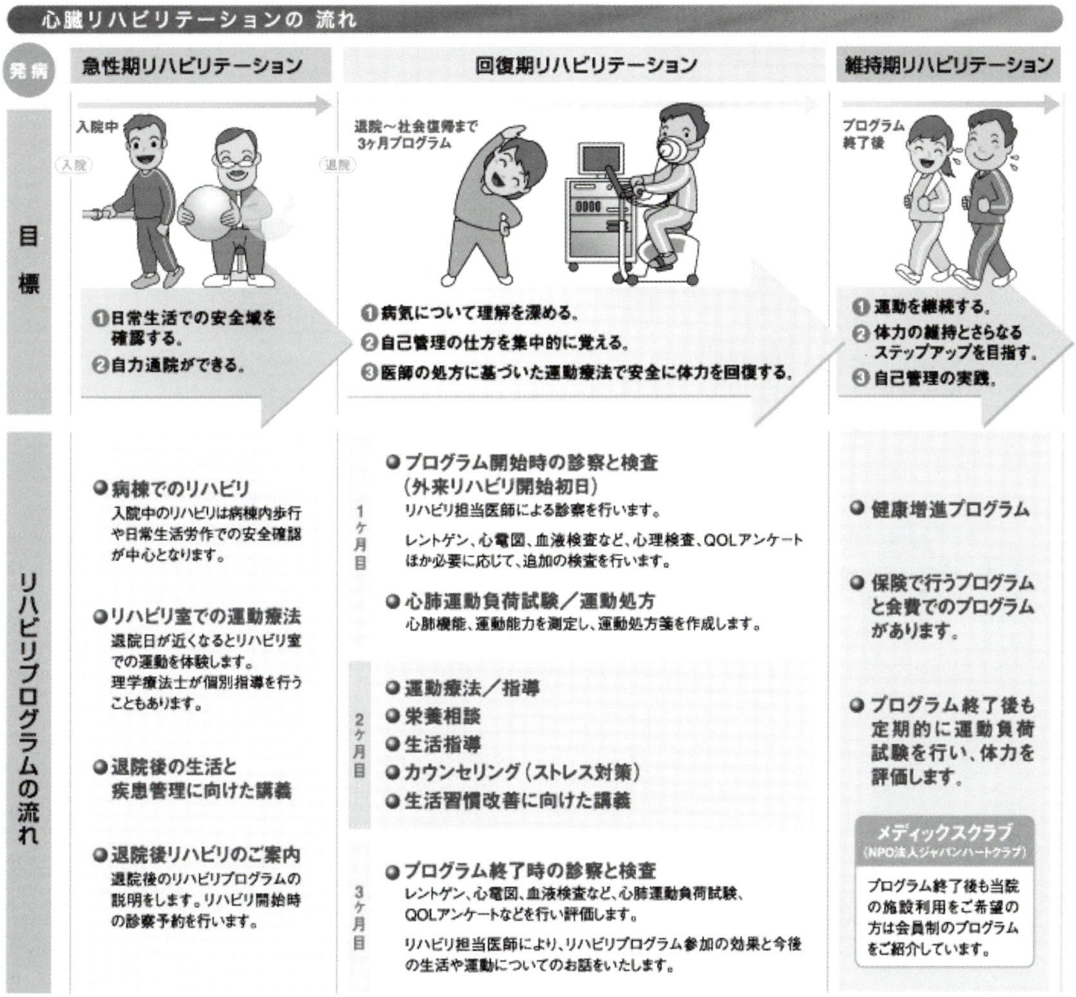
心臓リハビリテーションの 流れ
発病
急性期リハビリテーション
回復期リハビリテーション
維持期リハビリテーション
目標
入院中
入院
退院
退院～社会復帰まで
3ヶ月プログラム
プログラム
終了後
❶日常生活での安全域を確認する。
❷自力通院ができる。
❶病気について理解を深める。
❷自己管理の仕方を集中的に覚える。
❸医師の処方に基づいた運動療法で安全に体力を回復する。
❶運動を継続する。
❷体力の維持とさらなるステップアップを目指す。
❸自己管理の実践。
リハビリプログラムの流れ
●病棟でのリハビリ
入院中のリハビリは病棟内歩行や日常生活労作での安全確認が中心となります。
●リハビリ室での運動療法
退院日が近くなるとリハビリ室での運動を体験します。
理学療法士が個別指導を行うこともあります。
●退院後の生活と疾患管理に向けた講義
●退院後リハビリのご案内
退院後のリハビリプログラムの説明をします。リハビリ開始時の診察予約を行います。
1ヶ月目
●プログラム開始時の診察と検査（外来リハビリ開始初日）
リハビリ担当医師による診察を行います。
レントゲン、心電図、血液検査など、心理検査、QOLアンケートほか必要に応じて、追加の検査を行います。
●心肺運動負荷試験／運動処方
心肺機能、運動能力を測定し、運動処方箋を作成します。
2ヶ月目
●運動療法／指導
●栄養相談
●生活指導
●カウンセリング（ストレス対策）
●生活習慣改善に向けた講義
3ヶ月目
●プログラム終了時の診察と検査
レントゲン、心電図、血液検査など、心肺運動負荷試験、QOLアンケートなどを行い評価します。
リハビリ担当医師により、リハビリプログラム参加の効果と今後の生活や運動についてのお話をいたします。
●健康増進プログラム
●保険で行うプログラムと会費でのプログラムがあります。
●プログラム終了後も定期的に運動負荷試験を行い、体力を評価します。
メディックスクラブ
（NPO法人ジャパンハートクラブ）
プログラム終了後も当院の施設利用をご希望の方は会員制のプログラムをご紹介しています。

図1　心臓リハビリテーションの流れ

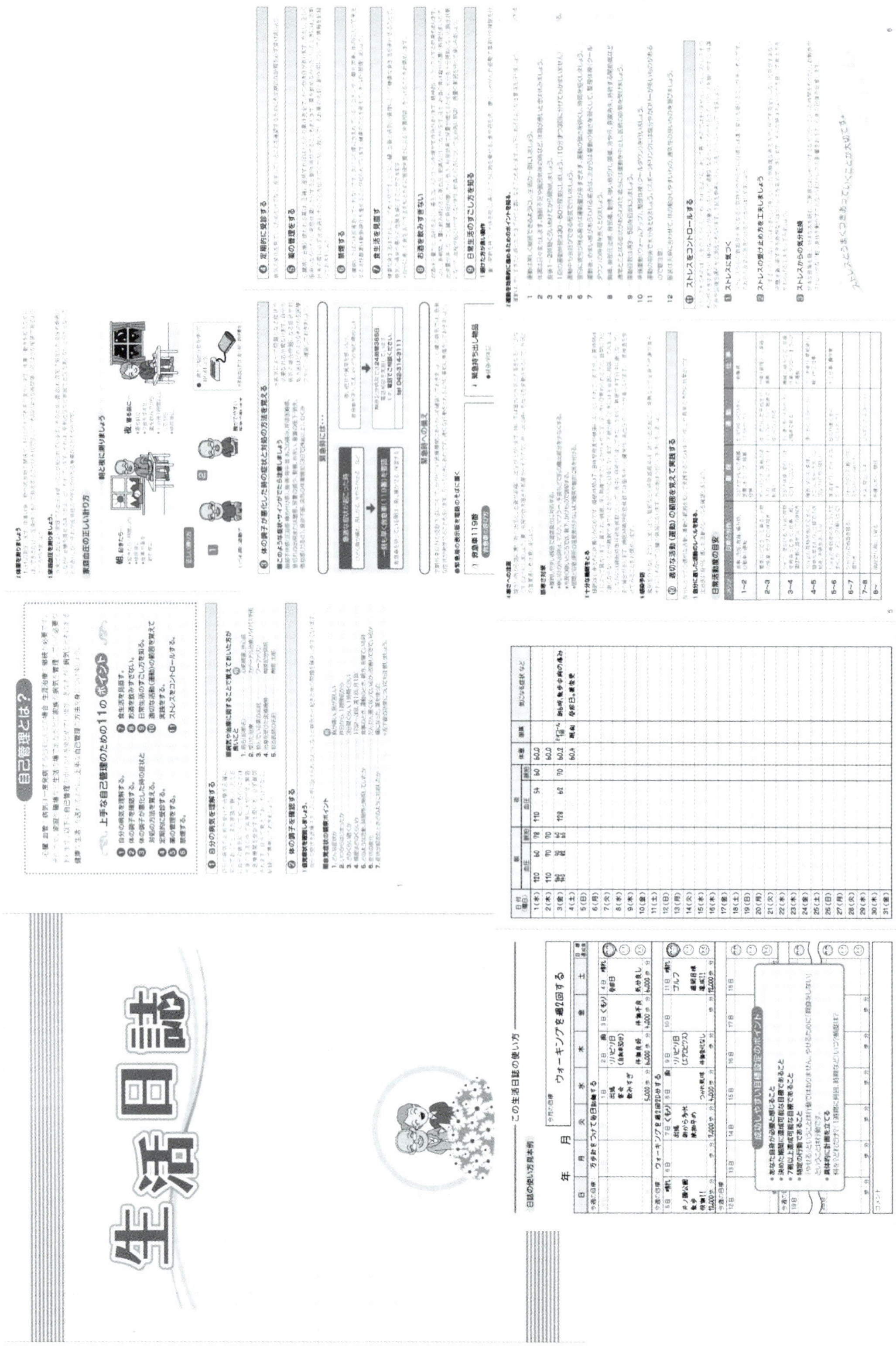

図2　セルフモニタリングのための生活日誌

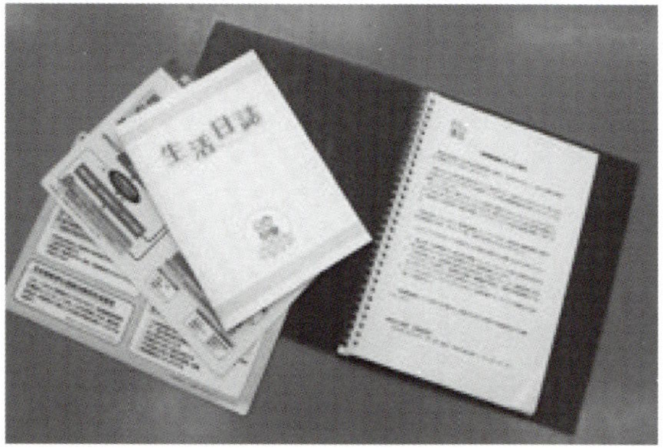

狭心症・心筋梗塞PCI施行後の連携パス（PCI後3ヵ月まで）①

（　　　　）診療所／病院（　　　　）医師 ⟷ 榊原記念病院　循環器科（　　　　）医師

患者氏名　　　　様　□狭心症　□心筋梗塞　発症日　　年　　月　　日

担当医師署名		□病院	□病院 □診療所	□病院 □診療所	□病院 □診療所	□病院 □診療所	□病院 □診療所
来院日		退院日	2週後	4週後	6週後	8週後	3ヶ月後
		年　月　日	年　月　日 時　分	年　月　日 時　分	年　月　日 時　分	年　月　日 時　分	年　月　日 時　分
所見（異常所見は備考欄に記載して下さい）		自覚症状　：□有　□無	自覚症状　：□有　□無	自覚症状　：□有　□無	自覚症状　：□有　□無	自覚症状　：□有　□無	自覚症状　：□有　□無
		検査値異常：□有　□無	検査値異常：□有　□無	検査値異常：□有　□無	検査値異常：□有　□無	検査値異常：□有　□無	検査値異常：□有　□無
検査		（冠動脈形成術）	□血液　□尿　□心電図 □胸部X−P　□その他	□血液　□尿　□心電図 □胸部X−P　□その他	□血液　□尿　□心電図 □胸部X−P　□その他	□血液　□尿　□心電図 □胸部X−P　□その他	□血液　□尿　□心電図 □胸部X−P　□その他
日常生活	運動	□ 在宅 □ 通院	□ 在宅 □ 通院	□ 在宅 □ 通院	□ 在宅 □ 通院	□ 在宅 □ 通院	□ 在宅 □ 通院
	食事	・塩分（　　）g未満／日 ・水分（　　）ml／日 ・摂取カロリー （　　）Kcal　／日	★左記を守ってください。身体状況で変更になる場合があります				
	体重	（　　）Kg	（　　）Kg	（　　）Kg	（　　）Kg	（　　）Kg	（　　）Kg
	QOL評価	からだ（良い・普通・悪い） 心　（良い・普通・悪い）	からだ（良い・普通・悪い） 心　（良い・普通・悪い）	からだ（良い・普通・悪い） 心　（良い・普通・悪い）	からだ（良い・普通・悪い） 心　（良い・普通・悪い）	からだ（良い・普通・悪い） 心　（良い・普通・悪い）	からだ（良い・普通・悪い） 心　（良い・普通・悪い）
備考（連絡事項・お気づきの点を記載して下さい）		□アスピリン　□チクロピジン □シロスタゾール □クロピドグレル □ワルファリン目標 PT-INR（　〜　）					
患者さんへの説明		★今後の生活や受診などについてご説明します。	★日常生活行動評価などからアドバイスをしていきます。 ★胸部症状や具合が悪い時はいつでもご相談下さい。　かかりつけ医と協力してあなたの病気を診ていきます。				

狭心症・心筋梗塞 PCI 施行後のアウトカム評価表

（　　　　）診療所／病院（　　　　）医師　（　　　　）病院循環器科（　　　　）医師

患者氏名　　　　様　□狭心症　□心筋梗塞　発症日　　年　　月　　日

担当医師	■診療所	■病　院
来院日	確認カテーテル入院時・（　　）年目	
	年　月　日	年　月　日　時　分
診療所で実施できる検査を行ってください 検査結果をお持ちください	□血液　□尿　□心電図　□レントゲン □ホルター心電図　□心エコー □その他（　　）	□血液　□尿　□心電図　□レントゲン □ホルター心電図　□心エコー　□運動負荷 □（　）CT　□（　）MRI　□RI　□その他

かかりつけ医と専門医が共同で評価する項目（2次予防）

胸部症状	□なし　□あり（□経過観察　□追加検査・治療を要する）	○追加依頼検査項目 □（　）CT　□（　）MRI □頸動脈エコー　□RI □末梢血管エコー　□PWV □その他（　　）
心筋虚血	□なし　□疑い　□あり（□経過観察　□追加検査・治療を要する）	
不整脈	□なし　□疑い　□あり（□経過観察　□追加検査・治療を要する）	
心機能低下	□なし　□疑い　□あり（□経過観察　□追加検査・治療を要する）	
心の状態	□良い　□普通　□悪い	

薬剤投与の状況	□アスピリン		□ニコランジル	□硝酸薬
	□チクロピジン	□クロピドグレル	□ACE阻害薬	□アンジオテンシンⅡ受容体拮抗薬
	□β遮断薬		□カルシウム拮抗薬	□糖尿病治療薬
	□スタチン		□抗不整脈薬	□その他

項目		基準値・医師の指示	患者の状態	評価	
冠危険因子のコントロール	体重	目標体重（　　）Kg BMI 18.5〜24.9に保つ	□体重（　　）Kg □BMI（　　）	減量の必要性 □あり　□なし	指示を次年度アウトカム評価表へ
	食事	塩分（　　）g未満／日 水分（　　）ml／日 カロリー（　　）kcal／日	□指示の塩分制限が守れている □指示の水分制限が守れている □指示のカロリーが守れている	□現行の食事指示を継続 □食事指示を変更 □管理栄養士による栄養指導	
	運動	30分／回 3〜4回／週以上の有酸素運動 目標心拍数（　　）回／分	□ほぼ毎日運動している □週3回以上運動している □週3回未満運動している □していない（理由　　）	運動処方 □有（運動処方箋参照） □無	
	禁煙	禁煙が出来ている	□禁煙　□喫煙（　本／日）　□現在は禁煙（　年前から）		
	飲酒	アルコール30ml／日未満	□飲酒量（量：　　）		
	血圧	BP<140／90（高齢者） BP<130／85（若年・中年） BP<125／75（糖尿病、腎臓病）	最近の平均値 （　／　）mmHg	□良好 □経過観察 □要治療	
	脂質	LDL-C　100mg／dl未満	LDL-C（　　）mg／dl	□良好 □経過観察 □要治療	
		HDL-C　40mg／dl以上	HDL-C（　　）mg／dl		
		TG　150mg／dl以下	TG（　　）mg／dl		
		LDL-C/HDL-C比　1.5以下	L/H（　　）		
	血糖	FBS<110mg／dl （食後2時間<170以下）	FBS（　　）mg／dl	□良好 □経過観察 □要治療	
		HbA1c<6.5%	HbA1c（　　）%		

かかりつけ医からのコメント	病院からのコメント

図3　心筋梗塞・PCI施行後用連携パス

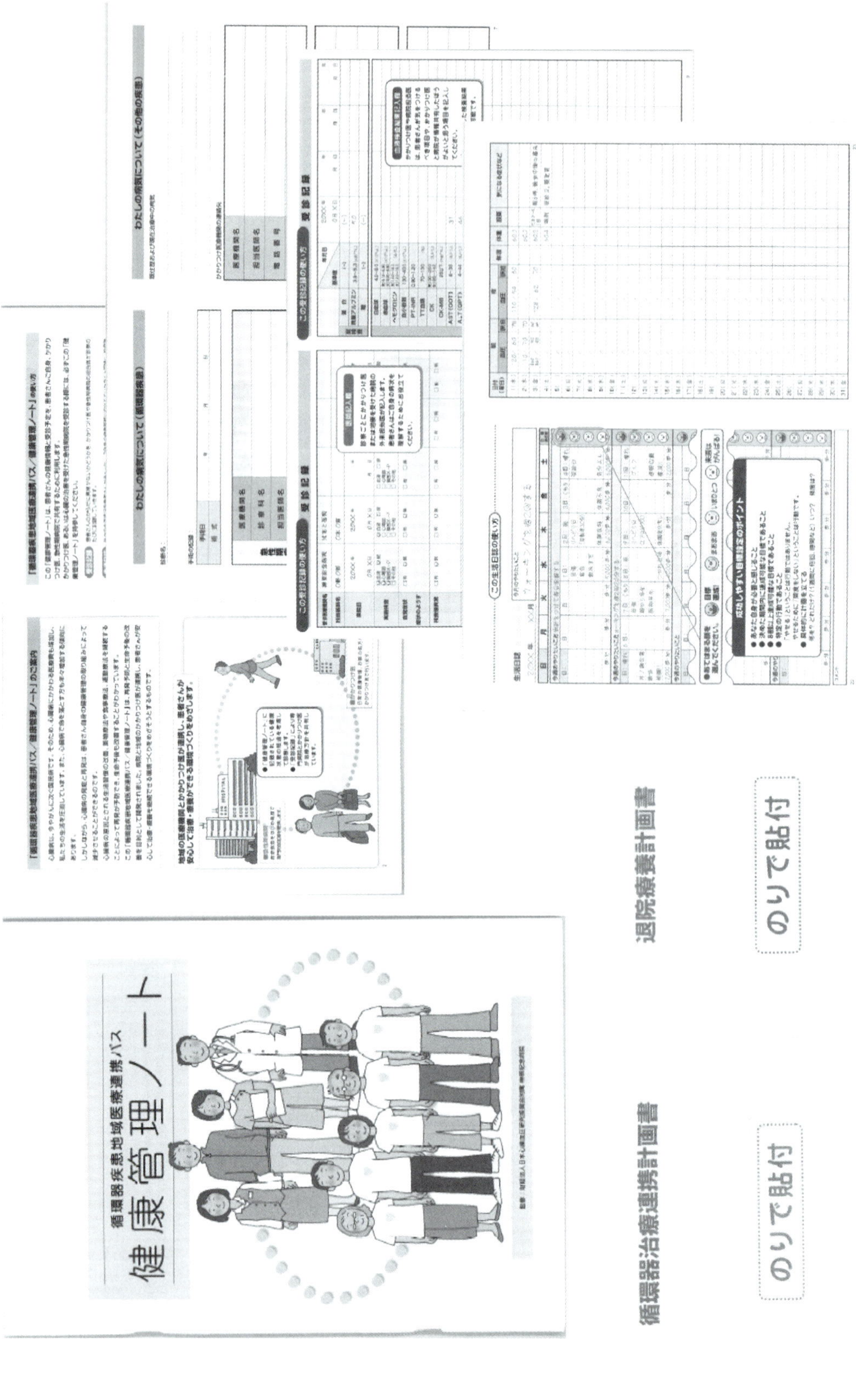

図 4　簡便で広域への普及を目的とした循環器疾患連携パス

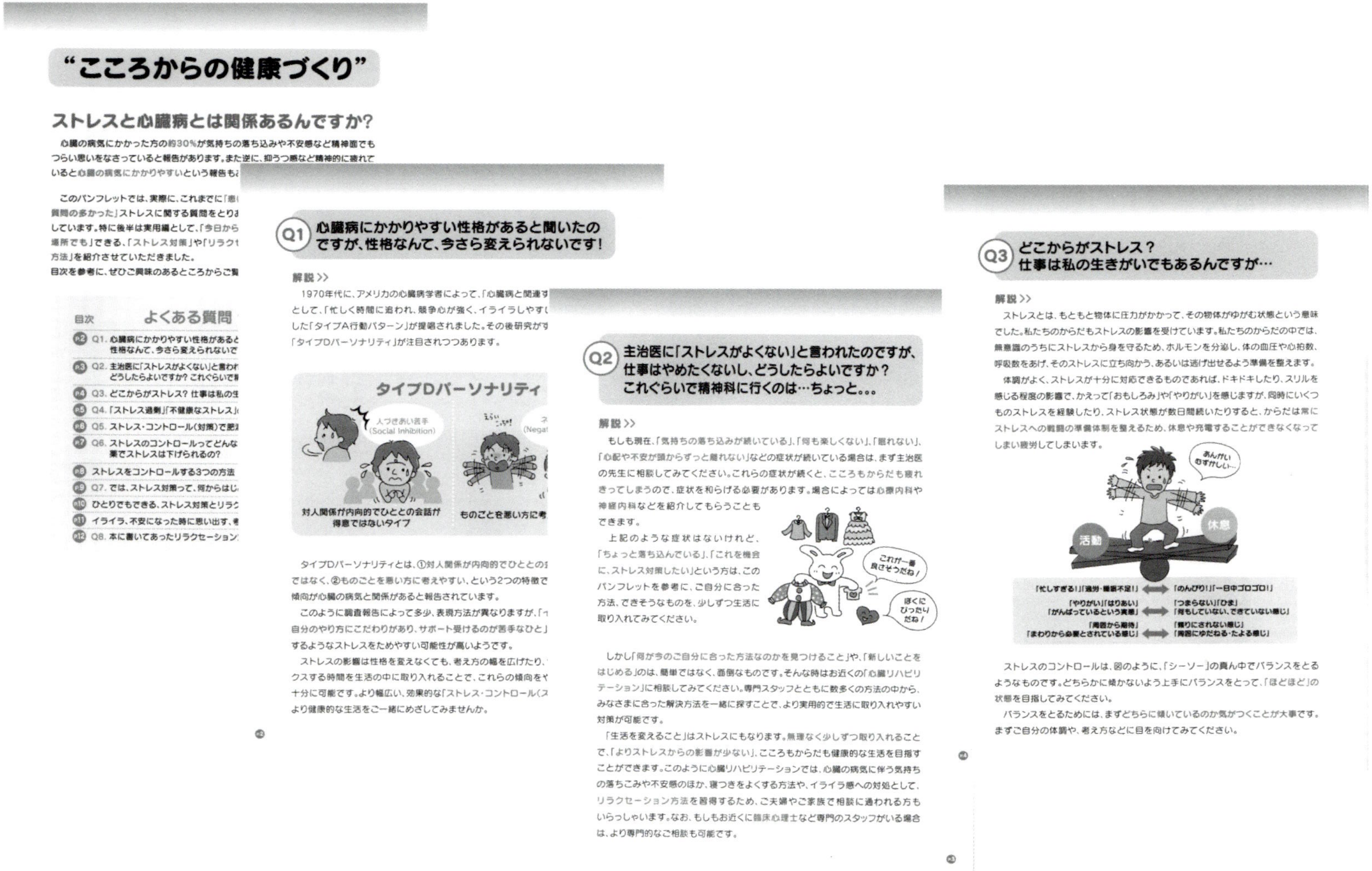

“こころからの健康づくり”

ストレスと心臓病とは関係あるんですか?

心臓の病気にかかった方の約30%が気持ちの落ち込みや不安感など精神面でもつらい思いをなさっていると報告があります。また逆に、抑うつ感など精神的に疲れていると心臓の病気にかかりやすいという報告も

このパンフレットでは、実際に、これまでに「患
質問の多かった」ストレスに関する質問をとりま
しています。特に後半は実用編として、「今日から
場所でも」できる、「ストレス対策」や「リラクセ
方法」を紹介させていただきました。
目次を参考に、ぜひご興味のあるところからご覧

目次　よくある質問

- Q1. 心臓病にかかりやすい性格があると… 性格なんて、今さら変えられないで…
- Q2. 主治医に「ストレスがよくない」と言わ… どうしたらよいですか? これぐらいで…
- Q3. どこからがストレス? 仕事は私の生…
- Q4. 「ストレス過剰」「不健康なストレス」…
- Q5. ストレス・コントロール(対策)で肥…
- Q6. ストレスのコントロールってどんな… 薬でストレスは下げられるの?
- ストレスをコントロールする3つの方法
- Q7. では、ストレス対策って、何からはじ…
- ひとりでもできる、ストレス対策とリラク…
- イライラ、不安になった時に思い出す、…
- Q8. 本に書いてあったリラクセーション…

Q1 心臓病にかかりやすい性格があると聞いたのですが、性格なんて、今さら変えられないです!

解説>>

1970年代に、アメリカの心臓病学者によって、「心臓病と関連す…として、「忙しく時間に追われ、競争心が強く、イライラしやすい…した「タイプA行動パターン」が提唱されました。その後研究が進み「タイプDパーソナリティ」が注目されつつあります。

タイプDパーソナリティとは、①対人関係が内向的でひととの…ではなく、②ものごとを悪い方に考えやすい、という2つの特徴で…傾向が心臓の病気と関係があると報告されています。

このように調査報告によって多少、表現方法が異なりますが、「…自分のやり方にこだわりがあり、サポート受けるのが苦手なひと」…するようなストレスをためやすい可能性が高いようです。

ストレスの影響は性格を変えなくても、考え方の幅を広げたり、…クスする時間を生活の中に取り入れることで、これらの傾向を…十分に可能です。より幅広い、効果的な「ストレス・コントロール(ス…より健康的な生活をご一緒にめざしてみませんか。

Q2 主治医に「ストレスがよくない」と言われたのですが、仕事はやめたくないし、どうしたらよいですか? これぐらいで精神科に行くのは…ちょっと。。。

解説>>

もしも現在、「気持ちの落ち込みが続いている」、「何も楽しくない」、「眠れない」、「心配や不安が頭からずっと離れない」などの症状が続いている場合は、まず主治医の先生に相談してみてください。これらの症状が続くと、こころもからだも疲れきってしまうので、症状を和らげる必要があります。場合によっては心療内科や神経内科などを紹介してもらうこともできます。

上記のような症状はないけれど、「ちょっと落ち込んでいる」、「これを機会に、ストレス対策したい」という方は、このパンフレットを参考に、ご自分に合った方法、できそうなものを、少しずつ生活に取り入れてみてください。

しかし「何が今のご自分に合った方法なのかを見つけること」や、「新しいことをはじめる」のは、簡単ではなく、面倒なものです。そんな時はお近くの「心臓リハビリテーション」に相談してみてください。専門スタッフとともに数多くの方法の中から、みなさまに合った解決方法を一緒に探すことで、より実用的で生活に取り入れやすい対策が可能です。

「生活を変えること」はストレスにもなります。無理なく少しずつ取り入れることで、「よりストレスからの影響が少ない」、こころもからだも健康的な生活を目指すことができます。このように心臓リハビリテーションでは、心臓の病気に伴う気持ちの落ちこみや不安感のほか、寝つきをよくする方法や、イライラ感への対処として、リラクセーション方法を習得するため、ご夫婦やご家族で相談に通われる方もいらっしゃいます。なお、もしもお近くに臨床心理士など専門のスタッフがいる場合は、より専門的なご相談も可能です。

Q3 どこからがストレス? 仕事は私の生きがいでもあるんですが…

解説>>

ストレスとは、もともと物体に圧力がかかって、その物体がゆがむ状態という意味でした。私たちのからだもストレスの影響を受けています。私たちのからだの中では、無意識のうちにストレスから身を守るため、ホルモンを分泌し、体の血圧や心拍数、呼吸数をあげ、そのストレスに立ち向かう、あるいは逃げ出せるよう準備を整えます。

体調がよく、ストレスが十分に対応できるものであれば、ドキドキしたり、スリルを感じる程度の影響で、かえって「おもしろみ」や「やりがい」を感じますが、同時にいくつものストレスを経験したり、ストレス状態が数日間続いたりすると、からだは常にストレスへの戦闘の準備体制を整えるため、休息や充電することができなくなってしまい疲労してしまいます。

ストレスのコントロールは、図のように、「シーソー」の真ん中でバランスをとるようなものです。どちらかに傾かないよう上手にバランスをとって、「ほどほど」の状態を目指してみてください。

バランスをとるためには、まずどちらに傾いているのか気がつくことが大事です。まずご自分の体調や、考え方などに目を向けてみてください。

図5　ストレス対策用パンフレット（抜粋）

社会医療法人 渡邊高記念会

西宮渡辺心臓血管センター

副院長・循環器内科部長 **民田浩一**

1. 当院におけるクリニカルパスの活用

当院では，急性心筋梗塞（AMI），カテーテル検査，カテーテル治療，ペースメーカ留置，埋め込み型除細動器（ICD）留置，心臓再同期療法（CRT），睡眠時呼吸障害に対するポリソムノグラフィ検査，睡眠時無呼吸症候群に対する陽圧換気療法（CPAP）導入等にクリニカルパスを用いて運用している．

今回はAMIパスについて紹介したい．対象はST上昇あるいは非ST上昇型急性心筋梗塞である．急性心筋梗塞には2種類のパスがあり，軽症（10日間コース），中等症（14日間コース）に分かれている．特徴としては，救急外来（ER）にて急性冠症候群と診断された場合，ERから運用を始め緊急カテーテル検査終了までのパスから始まり（図1参照）CCU入室後にAMIパスに引き継ぐことになる．図2にAMI中等症（14日間コース）クリニカルパスをあげる．ERからカテーテル検査専用のパスを用いることにより迅速にカテーテル検査を開始することができ，Door-to-balloon時間の短縮に寄与できていると考えている（図1）．

パス除外基準はパス用紙に記載され院内で共通認識としている．軽症か中等症かは別途決めてはいるが，細かくとらわれているわけではなく，実際の運用では，パス適応症例であれば治療担当医の指示で軽症か中等症かを決めている．AMIパスにおいては軽症コース，中等症コース共に，急性期から心臓リハビリテーション（心リハ）の介入を開始するようにデザインされている．担当医はチェックを入れ，電子カルテにオーダーを入れることで心リハが開始される．パス適応外の場合は個別に電子カルテに情報とオーダーを入力しベッド上あるいはベッドサイドでのリハビリから開始することで対応している．

個々の症例についての情報は理学療法士が，朝のCCUラウンドおよび病棟看護師の申し送りに参加することで患者情報を得るほか検査等スケジュールについて確認している．CCU入室中の重症患者については個々の状況に対応して個別にリハビリを開始する．

CCU入室中に5分間歩行を施行し，特に問題を認めなければ，心リハ室でエルゴメータを中心とした運動療法を開始する．詳細な情報はパスに記載できないため電子カルテに理学療法士が入力することで他の職種が閲覧できる．

クリニカルパス用紙にはその他入院中に必要とされる検査が記載されており，チェックを付けることで検査日程が明確になる．オーダーは電子カルテに入力されることで実施される．

CPX は 2014 年より施行開始のため表中には記載ないが，現在退院前に施行しており，CPX を含めたパス用紙に改訂予定である．

診療者用

急性冠症候群に対する初期治療クリニカルパス（救急外来～カテーテル検査室） STEMI/NSTEMI・UAP

	救急外来		カテーテル検査室
日程	救急外来(平成 23 年1月12日 / 受診時間 ## 0	他院紹介（＋・－） 家族待機（＋・－）	カテ室入室時間（ : ） 穿刺時間（ : ） 退室時間（ : ） / 初回バルーン拡張時間（ : ） 最終造影時間（ : ） CT撮影時間（ : ）
検査	□心電図（ : ）□胸部レントゲン / □○血液検査 / □○血型、感染症、 □心エコー	・アンギオ申し込み □放射線技師 □臨床工学技師 / （□師長） □○CCU / □入院指示書	□○ ・Aシース（ ）Fr （long・short） 挿入部位（右・左）（大腿・上腕・橈骨） / ・Vシース（ ）Fr （long・short） 挿入部位（右・左）（大腿・内頸・鎖骨）
治療処置	□ミオコールスプレー（ Puff）（ : ） / □○内服 □○ペンレス貼付 / （バイアスピリン2T・プラビックス4T） / 身長（ 180cm 体重97kg	○尿バルン挿入 14 Fr 内注10ml / ○剃毛 ○義歯・指輪除去 / ○橈骨・足背動脈触知＆マーキング OK 左 OK / □○検査同意書 □○造影剤同意書	□○造影剤(種類: 使用量:計 ○総輸液量（ ml） / □治療法（バルーン・ステント・血栓吸引・血栓溶解・その他） / □止血法（用手圧迫・アンギオシール・とめ太くん・TRバンド・その他） / □○ スワンガンツ □○ ペースメーカー（設定: ） □○ IABP □○ PCPS

観察	
時間	###
酸素	
BP ∨∧ A圧 ⊥ / HR ●	200 / 180 / 160 / 140 / 120 / 100 / 80 / 60 / 40
SpO_2	
尿量	

薬剤	
□○ラクテック500ml	
□○シグマート48mg+5%Tz50ml	
□○ミリスロール50ml	
□○	
□○	
□○	
□○	
□○	
□○	
□○ヘパリン	
□○ニトロール	
□○1%キシロカイン	

症状	
□○胸部症状（ /10）	
□○ECGモニター	
□○嘔気・嘔吐	
□○	

検査・治療経過

###ストレッチャーにてER入室。
モニター装着、ECG施行。左前腕にサーロー20G挿入。ラクテック500ml点滴開始。
採血（CBC,生化、BNP,トロポニン）
シグマート48mg＋5%Tz500ml 4/Hで開始。 右手首ペンレス貼用。
PCI セット内服。バルン14Fr留置。
ヘパリン5000単位iv
カテ室へ出棟。

###LCA造影。
###額に発汗あり、「息苦しです」と。
指示にて生食100＋アタP1ADIV。
胸部症状なし。
LAD血栓吸引
#6に対して1気圧10秒 POBA
#6に対して1気圧10秒 POBA
#6に対して6気圧10秒 POBA
#6に対して6気圧30秒 POBA
#6に対して6気圧10秒 POBA
#6に対して6気圧10秒 POBA
#6に対して8気圧10秒 POBA
###ニトロール冠注

###Hr280/780ml
カテ室退室

結果#6 total→0%
血栓吸引、POBA、ステント挿入

アウトカム	□症状が軽減する □呼吸循環動態が安定する □検査がスムーズに受けられる(検査開始まで1時間以内) / □検査をスムーズに受けられる □症状が軽減する
バリアンス	□ 無 □ 有 / バリアンス □ 無 □ 有

□：Dr指示 ○：看護師

救急外来 サイン欄：救急Dr（ ） 救急Ns（ ）

カテーテル室 サイン欄：Dr（ ） Ns（ ）

西宮渡辺心臓血管センター H22年10月作成

図１ 救急外来パス

様　　　　急性心筋梗塞 14 日間クリニカルパス　　　　主治医(　　　　)

適応基準：医師の判断が優先・軽症リハビリパス不適応例でリハビリ可能と考えられる症例
除外基準：広範囲心筋梗塞(CPK>10000)・再環流障害(TIMI2 以下)を生じた症例・心エコー上 EF40%以下、MR3 度以上、心嚢水貯留あり・シース抜去時点でコントロール不良な不整脈(VT、Vf Af など)・残存狭窄 2 枝以上・梗塞後狭心症あり・シース抜去時点で重篤な他臓器疾患(肺炎、重症肺疾患、重症肝疾患など)合併症

身長(　　　)体重(　　　)

日付 (経過)	入院時　　月　日	月　日(　) (2 日目)	月　日(　) (3 日目)	月　日(　) (4 日目)	月　日(　) (5 日目)	月　日(　) (6 日目)	月　日(　) (7 日目)	月　日～　月　日 (8 日～10 日)	月　日～　月　日 (10 日～14日)
入院時 指示	バイタル測定 □○ 24 検 □○ 12 検 □○ 6 検 尿量指示(　　/　　H以下の時　　) 血圧　mmHg以上(　　) 血圧　mmHg以下(　　) Drコール SpO_2(　)%以下、酸素(　)L開始 無効時(　)Lずつ UP、MAX(　)L(5Lよりマスク) SpO_2(　)%以上、酸素(　)Lずつ down、OFF 可 胸痛時 ECG ミオコール 1push→ECG変化あればDrコール 心拍数(　)bpm以上、(　)bpm以下続く時 Drコール	□○ 12 検 □○ 6 検	□○12 検 □○6 検	□○6 検 □○4 検	□○4 検□○3 検	□○3 検	□○3 検	□○3 検	□○3 検
その他	□○モニター要 □○酸素(　)L(カニュラ、マスク、リザーバー)　NPPV □○血糖測定 不要、要 (　検 スライディングスケール：I　II　無) インシュリン自己注射 □○不眠時①レンドルミン 1 錠 □○便秘時①プルセニド 1 錠　②ラキソベロン液 ③テレミン坐薬　④グリセリン浣腸 □○発熱時 37.5C ①クーリング ②血液培養 2 セット(要・不要) □○体重測定不要・要(　回/週)	□○モニター(要) □○酸素投与中止可	□○モニター(要) □○酸素投与中止可	□○モニター(要)	□○モニター(要) □○腹囲測定 (立位) (　　cm)	□○モニター (要、不要)	□○モニター (要、不要)	□○モニター (要、不要)	□○モニター (要、不要)
薬剤 点滴	持続点滴 □○シグマート注(48mg)+5%糖液 50ml を　ml/H で持続 □○ヘパリン 10000 単位+生食 10ml(投与量は別紙参照) カテ後開始 □○メイン点滴(　ml/H)で持続	持続点滴 □○朝シグマート錠 内服 1 時間後中止 □○ヘパリン持続点滴 0 時より中止 □○メイン点滴　ml/H (ソリタ T3 500ml +ヘパリン　単位)	□○持続点滴 メイン点滴 (　　ml/H)	□○持続点滴 メイン点滴 (　　ml/H) □○点滴中止	□○点滴中止				
薬剤 内服	□○内服[バイアスピリン 100mg、プラビックス 75mg、パリエット 10mg、] □○脂質異常改善薬(　　) □○持参薬　中止・続行(全部 一部)	□○シグマート錠内服開始	□○アーチスト　mg □○コバシル　mg						
治療 処置	□○TR バンド、とめ太減圧、枕子除去については別紙参照	□○TR バンド、とめ太くん、枕子除去については 別紙参照							
検査	□○緊急血液検査、CPK アイソザイムについては別紙参照	□○採血検査、 □○ACT 採血、 (ヘパリン使用 □○12 誘導 ECG □○UCG	□○12 誘導 ECG □○体重	□○心臓MR検査 (ドリゾン負荷) □○12 誘導 ECG □○採血検査・ACT □○UCG □○体重			□○モルフェイス □○体重	□○12 誘導 ECG □○採血 □○OGTT	□○体重
活動	□○ベッド上安静	□○ベッド上 □○ポータブルトイレ	□○ポータブルトイレ □○室内フリー	□○室内フリー □○棟内フリー	□○棟内フリー			□○棟内フリー	
リハビリ		□△○ベッド上運動	□○△足踏み30回 □○△室内歩行	□○△室内歩行 □○△50m 歩行	□○△50m 歩行 □○△歩行練習 (　　m)	□○△歩行練習 (　　m)	□○△歩行練習 (　　m) □○△自転車 (　　W)	□○△歩行練習 (　　m) □○△自転車 (　　W)	□○△歩行練習 (　　m) □○△自転車 (　　W)
排泄	□○バルンカテーテル留置		□○バルンカテーテル抜去 □○蓄尿(要・不要)	□○バルンカテーテル抜去 □○蓄尿(要・不要)	□○蓄尿 (要・不要)	□○蓄尿 (要・不要)	□○蓄尿 (要・不要)	□○蓄尿(要・不要)	□○蓄尿(要・不要)
食事	□○水分のみ可、飲水制限(　　ml/day) □○絶食	□○朝より食事開始 (心臓病食、糖尿食)							
清潔		□○清拭	□○清拭	□○清拭 □○シャワー	□○シャワー				□○入浴
説明	□○治療・検査について本人及び家族へ説明 △○服薬指導	○心臓リハビリについて説明 ○禁煙説明 △○栄養指導						△○内服自己管説明 ○退院後生活指導	△○退院時服薬指導 △○栄養指導
アウトカム	血行動態が安定する 心タンポナーデ、心室中隔欠損、重症心不全、僧帽弁閉鎖不全、重症不整脈、再梗塞等の合併症を起こさない 異常出血がない 指示範囲内の安静が守れる	今後の治療内容について理解できる 心臓リハビリについて理解できる 禁煙について理解できる						退院後の生活について理解できる 身の回りのことができる 内服の自己管理ができる	
指示受け 看護師サイン	/	/	/	/	/	/	/	/	/

□Dr 指示　○看護師　△コメディカル　　　　西宮渡辺心臓血管センター　　H22 年 10 月作成

図 2　急性心筋梗塞 14 日間クリニカルパス

2. 心臓リハビリテーション運営の実際

施設基準	☑ Ⅰ □ Ⅱ	心臓リハビリテーション指導士研修制度認定施設	□ あり ☑ なし
対象とする時期	☑ 急性期 ☑ 前期回復期 ☑ 後期回復期 ☑ 維持期（Medix Club ☑ あり □ なし）		
施設形態	□ 大学病院 ☑ 専門病院 □ 総合病院 □ 有床診療所 / クリニック		
施設の概要	急性心筋梗塞収容数 約(120)人 / 年 心臓カテーテル検査(507)件 / 年 うち PCI(317)件 心臓外科手術(170)件 / 年 心臓リハビリテーション：入院(327387)単位 / 年 外来(3946)単位 / 年 CPX(心肺運動負荷試験)(0)件 / 年		

スタッフの内訳 （ ）内数字は心臓リハビリテーション指導士数	医師	常勤 1 / 非常勤 0 人（ 1 ）	臨床検査技師	常勤 1 / 非常勤 0 人（ 0 ）
	看護師	常勤 1 / 非常勤 0 人（ 0 ）	薬剤師	常勤 1 / 非常勤 0 人（ 0 ）
	理学療法士	常勤 7 / 非常勤 0 人（ 2 ）	管理栄養士	常勤 1 / 非常勤 0 人（ 0 ）
	臨床心理士	常勤 1 / 非常勤 0 人（ 0 ）	ソーシャルワーカー	常勤 1 / 非常勤 0 人（ 0 ）
	健康運動指導士	常勤 1 / 非常勤 0 人（ 0 ）	その他	常勤 0 / 非常勤 0 人（ 0 ）

【運動療法の種類】		
	有酸素運動	
ウォーキング	☑ 有 □ 無	棟内 50m 周回
エアロビクス	□ 有 ☑ 無	
ステップエクササイズ	□ 有 ☑ 無	
自転車エルゴメータ	☑ 有 □ 無	三菱電機 ストレングスエルゴ 8 2 台 フクダ電子 BE-250 3 台
リカベント式自転車エルゴメータ	☑ 有 □ 無	三菱電機 1 台
トレッドミル	☑ 有 □ 無	1 台 フクダ電子 1 台 mat-2200
ニューステップ	□ 有 ☑ 無	
その他		
	レジスタンストレーニング	
セルフトレーニング	☑ 有 □ 無	ウォーキング中心
ボールトレーニング	☑ 有 □ 無	セラボールを利用してのストレッチ，バランス練習
チューブトレーニング	☑ 有 □ 無	訓練用セラバンド ® 利用 貸出可
シーテッドロングロウ	□ 有 ☑ 無	
チェストプレス	□ 有 ☑ 無	
レッグプレス	□ 有 ☑ 無	
その他		
	ストレッチ体操	
	☑ 有 □ 無	ベッドまたはバーを利用しての下肢，体幹ストレッチ
【患者教室】		
心臓病教室	□ 有 ☑ 無	
その他	入院時，退院時に個別の栄養指導，退院時に個別の薬剤指導	
【その他】		
屋内レクリエーション	□ 有 ☑ 無	
屋外レクリエーション	□ 有 ☑ 無	
リラクゼーション	□ 有 ☑ 無	

社会医療法人社団 十全会

心臓病センター榊原病院

リハビリテーション室 **湯口 聡**
循環器内科 **吉田俊伸**
循環器内科 **喜多利正**

1. 施設紹介

①施設紹介

当院は創設者の榊原亨が昭和 11 年に世界で初めて心臓外科手術（心臓外傷）を行った病院であり，平成 24 年で創設 80 周年を迎えた．病床数は 297 床，診療科は心臓血管外科，循環器内科，末梢血管外科，糖尿病内科，人工透析内科，リハビリテ―ション科などがあり，手術室 7 室（ハイブリッド手術室 2 室），カテーテル室 6 室，屋上にはヘリポートも設置し，リハビリセンターは総面積 750m^2（プール 250m^2, フロア 500m^2）を有する．また, 医療法 42 条施設も併設しており，心臓リハビリテーションは急性期から維持期まで対応が可能である．

②チームアプローチの実際

・多職種による運営の工夫

疾病管理（救急処置等）の必要性から監視型運動療法中は専任医師 1 名を配置するようにしている．また，リハビリ専任医師を多くし，カンファレンスや監視型運動療法の業務を分担している．理学療法士は手術の検討会や ICU での回診に参加し，主治医からの情報やリハビリの進行状況を報告するなど，医師と情報共有がしやすい体制をとっている．心臓病教室は月～金曜日まで毎日行っており保健師，理学療法士，栄養士，薬剤師など多職種で開催している．特に，保健師は監視型運動療法以外の時間は薬剤師や栄養士の指導内容を症例が理解出来ているかなどの確認，追加指導の調整のために個別指導も行っている．指導内容や運動療法の進行状況などは監視型運動療法中やカンファレンスで情報共有している．理学療法士以外の職種は兼任での関わりであるため，薬剤師や栄養士などに病棟などで会った際には積極的にコミュニケーションをして，他職種と連携を取るように心がけている．

・カンファレンスの持ち方

カンファレンスは 1 回 / 週，外科と内科に分け，水曜日 16：00 から各 1 ～ 2 時間程度実施している．外科は主治医，リハ専任医，理学療法士，看護師，臨床工学技士などが参加している．

内科はリハ専任医，理学療法士，保健師が主に参加し，リハビリの方針を検討し，主治医との連携はリハ専任医により行っている．

2. 心臓リハビリテーションの特徴

心臓リハビリの件数は2012年度は1461件であり，約50％が心臓・大血管術後，約40％が虚血性疾患・心不全，約10％が閉塞性動脈硬化症を占め，小児疾患と人工心臓の診療は現在行っていないが，成人における心臓から末梢血管までの循環器疾患のほぼ全域に心臓リハビリを実施している．入院中は，午前中は理学療法士がベッドサイドでの個別リハビリを行い，午後からは医師，理学療法士，保健師（看護師）がリハビリセンターで集団での監視型運動療法を運営する体制としており，13：00から17：00までの時間帯で，1回（60分）を上限15名として3〜4回/日行っている．外来は監視型運動療法の時間帯で実施している．基本的に入院から退院，外来の心臓リハビリは同一の理学療法士が一貫して行っている．

3. クリニカルパス

急性心筋梗塞の離床プログラム（表1）は看護師が主に行っているが，高齢者や整形疾患などを合併してADLが低く，プログラムを進行できない場合は理学療法士が介入するようにしている．各Stageの進行はリハビリ進行基準に応じて行い，リハビリの結果をもとに主治医が合格の判定を行っている．

表1　心筋梗塞後クリニカルパス

Stage	テスト日	負荷試験	活動範囲	安静度
1			体位変換	1度（安静）
2		受動座位90° 10分	食事，読み物，テレビ	2度（病室内）
3		端座位10分	床上フリー	
4		立位5分，室内便器	バルン抜去 ポータブルトイレ	
5		ベッド周囲歩行	室内トイレ	
6		50m歩行		
7		200m歩行		
8		シャワー浴 （冬は自己清拭）	シャワー，洗髪可	3度（病棟内）
9		リハビリセンター 運動療法開始		
10		CPX		4度（院内）

リハビリ進行基準

・自覚症状：胸痛，呼吸困難，動悸，めまい，ふらつき，疲労感などが出現しないこと
・心拍数：120拍／分以上ではないこと
・収縮期血圧：20mmHg以上上昇しないこと，また20mmHg以上低下しないこと
・STの偏位（1mm）がないこと
・重篤な不整脈が出現しないこと

4. リハビリセンターでの運動療法

Stage8が合格した段階で理学療法士による有酸素運動が開始される流れで診療を行っている．運動療法の基本的なプログラムの流れは図1に示す通りである．各運動の流れや適応は日本循環器学会ガイドラインに準じて行っているが，高齢者も多く安全性の面を考慮し，準備体操でのストレッチも基本的に座位で行い，自宅でも実施できる内容としている（図2）．リハビリセンターでの運動療法開始後，Stage9 では心肺運動負荷試験（CPX）の結果を参考に運動療法・指導を行っている．CPXはリハビリセンター内に設置し，臨床検査技師・理学療法士が立会い実施している．実際に理学療法士が立ち会い，自覚症状や運動中の理学所見を観察することで，実際の運動内容を検討する際に非常に有用となっている．

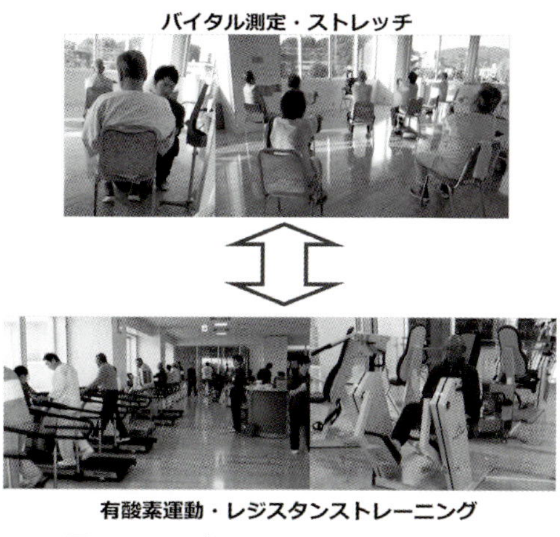

図1　リハビリセンターでの運動療法

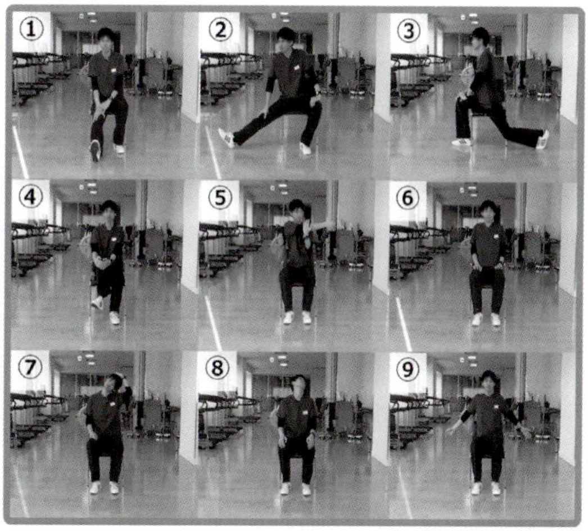

図2　ストレッチプログラム

＜ストレッチプログラム＞

①：下肢後面伸張（ハムストリング・下腿三頭筋）②：下肢内側伸張（内転筋）③：大腿前面伸張（腸腰筋・大腿直筋）④：足関節回旋（足関節周囲筋）⑤：肩関節水平内転（僧帽筋・三角筋）⑥：肩甲帯挙上・下制（頚部筋・僧帽筋）⑦：頚部側屈（頚部側屈筋）⑧：頚部回旋（頚部周囲筋）⑨：深呼吸・リラクゼーション

①岡山県地域連携パス

平成25年4月より，岡山県では心筋梗塞医療連携パス（連携パス：安心ハート手帳）を開始した（図3）．安心ハート手帳は医学的治療・管理を急性期～維持期において，医療従事者，運動施設のスタッフ，そして患者が情報を共有するためのツールであり，どの様な治療を行ったのか，どれくらいの運動をしたらよいのかなど医学的情報に加え，患者自身が疾病の理解や自己管理ができるように，日々の血圧などが記載できる項目や教育のためのパンフレットを含み，医師・看護師・薬剤師・理学療法士などの多職種が関わることが望ましい内容である．これにより，急性期・回復期・維持期での心臓リハビリの取り組みを進めていくことを目的にしているが，県内での同一のツールを使用する取り組みはあまりなく，円滑に進めるには様々な課題があると推測され，今後積極的に取り組む必要がある．

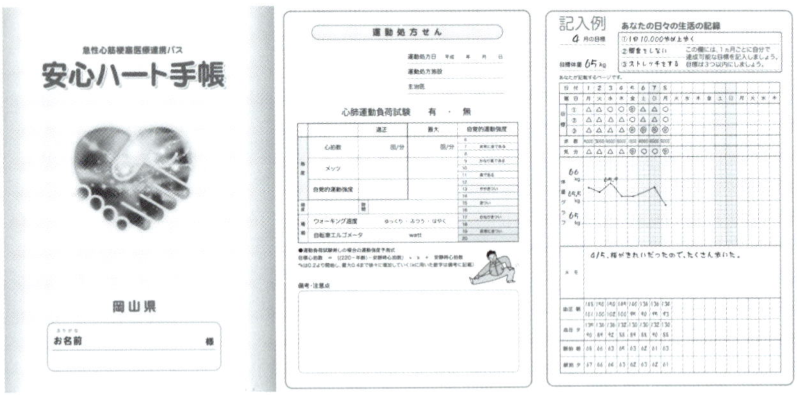

図3　安心ハート手帳

②心臓・大血管手術後

・心臓・大血管術後は，術後1日目に主治医とICUにてラウンドを行い，情報交換後に介入している．特に，胸部大血管手術や高齢者も増加している影響から嚥下障害を有する症例も増えており，言語聴覚士（ST）の介入もICUラウンドで決定するようにしている．リハビリ進行は離床基準および進行基準に沿って行っている．術後のリハビリは翌日より開始し，1日目：端座位・立位，2～3日目：立位，歩行，4日目移行：病棟内歩行，7日目からリハビリセンターでの運動療法を進める流れで行っているが，リハビリ進行のパスには高橋らの報告[1]である「階段パス」を当院で改変し使用している．階段パスは手術後より病室内に掲示し，理学療法士がリハビリの進行に応じて，階段パスに線を書き込み，医師・看護師・理学療法士そして患者がリハビリの流れや進み具合を情報共有している．患者の状態を多職種で共有しやすいことはもちろん，患者も退院までの目標や現在の自分のリハビリがどこまで進んでいるのかを把握できるため，リハビリ意欲の向上が得られ，有用なツールである．リハビリセンターでの運動療法の流れは心筋梗塞後クリニカルパスで紹介したものとほぼ同様の流れである．CPXは退院前に主治医と相談し実施するようにしている．

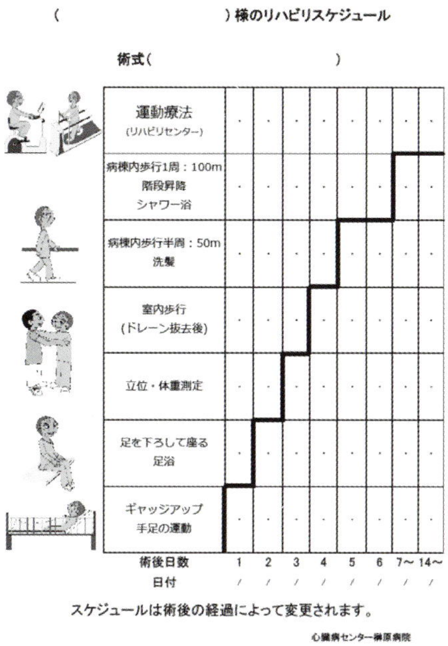

図４　階段パス

＜離床開始基準＞
・補助循環装置（人工呼吸器，IABP，PCPSなど）が装着されていない
・強心昇圧薬（カテコラミン製剤）大量投与中でない
・心源性ショックの状態（血圧低下，乏尿，代謝性アシドーシス，末梢循環不全，中枢神経障害）がない
＜リハビリテ―ション中止基準＞
・バイタルサイン（血圧）が医師の管理指示を脱し，休憩しても改善しない
・安静時より脈拍の増加が30回/以上である
・急性に発症した心房細動
・重症心室性不整脈の出現
・中等度以上のめまい，気分不良の出現

③狭心症（PCI後）

待機的PCIは在院日数１日，もしくは２日で行うパスを用いている．主治医がPCIに関する説明を患者にする際に，PCI後の心臓リハビリ（運動療法）の重要性を説明し，同意が得られた

場合に介入するようにしている．運動療法は１日のみの実施となることがほとんどであるため，退院後の適正な運動強度などを心拍数や自覚的運動強度を参考に決定し，運動療法を指導することを主に行っている．また，退院時には心臓リハビリテ―ション指導書を作成し，患者に渡すようにしている．この書式は心筋梗塞後や心臓外科などにも応用して使用している（図５）．

心臓リハビリテ―ション指導

運動指導日　平成　年　月　日

氏名　榊原　太郎　様

運動療法を継続して行うことは、病気の再発を予防したり、健康増進に大きな効果があります。

運動処方

		適正	最大
強度	心拍数	回/分（　回/15秒）	
	Mets(VO_2)		
	ボルグ指数		
頻度	回/週	時間　分（準備・整理体操は除く）	
種類	ウォーキング速度	ゆっくり・ふつう・ややはやく	
	自転車エルゴメータ	watt	

自覚的運度強度（ボルグ指数）	
6	
7	非常に楽である
8	
9	かなり楽である
10	
11	楽である
12	
13	ややきつい
14	
15	きつい
16	
17	かなりきつい
18	
19	非常にきつい
20	

注意点

- 運動は寒いもしくは暑い時間帯は避けましょう。また、体調がすぐれないときは休みましょう。
- 運動中にひどい息切れ、動悸、胸の痛み、圧迫感、めまいなどの症状が出たら、運動を中止して医師に相談しましょう。
- 顔や足がむくんできた、もしくは体重が3日で2kgと急に増えたら医師に相談しましょう。
- 手術後3か月は手術のきずに負担のかかる動作（体をひねる、胸を張るなど）は避けましょう。また、荷物を持つ場合は5kg以下までの重さにしましょう。

日常生活の目安
（安全：◎　注意：△　控える：×）

Mets	1～2	2～3	3～4	4～5	5～6	6～7	7～
活動内容	座位 座位での作業 車の運転 事務仕事	ゆっくり歩く 立ち仕事 階段（ゆっくり） ゴルフ（カート）	普通に歩く シャワー 家事全般 軽い荷物	やや速く歩く 入浴 屋外作業 重い荷物	速く歩く 農作業 階段（速く）	ジョギング	スポーツ競技

備考

運動や日常生活などで何かご質問がありましたら心臓リハビリ室のスタッフまで気軽にご相談ください。
今後のご健康をご支援、お祈り申し上げます。

℡　086-225-7111 心臓病センター榊原病院　リハビリテーション室
理学療法士

図５　心臓リハビリテーション指導

④**心不全**

心不全におけるパスは用いていないが，プログラムは心不全のコントロールに合わせ，ベッドサイドから ADL や歩行練習を開始し，病棟歩行が自立した段階でリハビリセンターでの運動療法へ移行する流れで行っている．しかし，近年高齢者が増加しており，整形疾患や脳血管疾患などの重複障害を有することで入院前の ADL が低く，プログラム通りに進行できない場合も多いため，個別のプログラムを実施することが多い．

⑤**閉塞性動脈硬化症（ASO）における血行再建術後**

リハビリ介入は手術前より開始し，最大歩行距離や ADL の評価，術後のリハビリのオリエンテーションを行う．手術後は翌日より開始し，病棟内の歩行が自立したらリハビリセンターでトレッドミル歩行を行う（図６）．トレッドミル歩行は連続５分程度が可能である強度から開始し，休憩と運動を繰り返す方法で，速度 2.4km，12％勾配を目標として進めていくプログラムである．また，ASO 症例は活動量が低く，心血管イベントによる生命予後も高頻度であることを踏まえ，

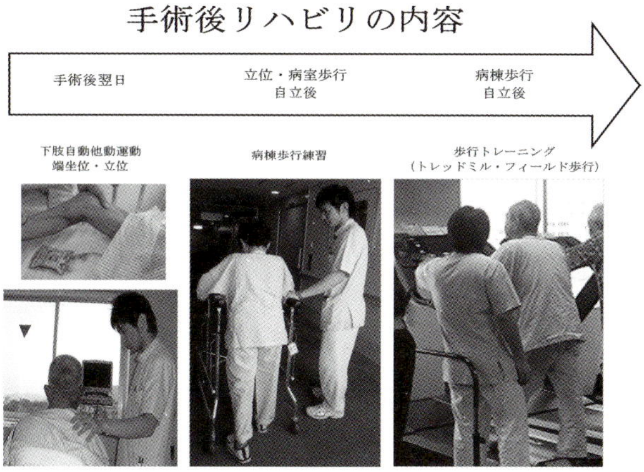

図６　血行再建術後リハビリの流れ

承諾が得られた患者については３軸加速度計（図７）を手術前より装着してもらい，一日の歩数や身体活動量（Mets・時）を手術～退院まで測定している．これにより，入院中のリハビリ以外の活動状況を把握し，日中の活動量の指導や，退院後におけるウォーキングの量（歩数）の目安の指導に応用している．順調な症例であれば，我々の施設では入院中に3000～4000歩/日を目標に指導し，心血管イベントを抑制することを目的に実施している．

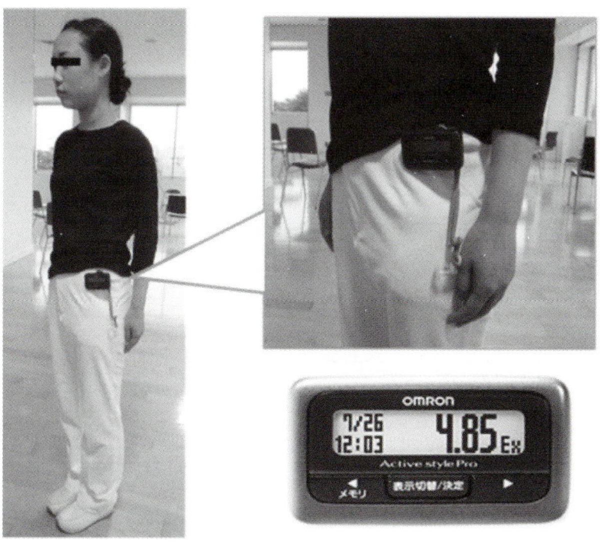

図７　３軸加速度計（オムロン社製：active style pro）

1）高橋哲也，森沢知之，松田暉．早期社会復帰のための心臓リハビリテーション－心臓外科手術後のリハビリテーション－．Circulation up to date. 5（1），52-60, 2010

5. 心臓リハビリテーション運営の実際

施設基準	☑ Ⅰ □ Ⅱ	**心臓リハビリテーション指導士研修制度認定施設**	□ あり ☑ なし
対象とする時期	☑ 急性期 ☑ 前期回復期 ☑ 後期回復期 ☑ 維持期（Medix Club □ あり ☑ なし）		
施設形態	□ 大学病院 ☑ 専門病院 □ 総合病院 □ 有床診療所 / クリニック		
施設の概要	急性心筋梗塞収容数 約(200)人 / 年 心臓カテーテル検査(3000)件 / 年 うち PCI(832)件 心臓外科手術(635)件 / 年 心臓リハビリテーション：入院(40000)単位 / 年 外来(3000)単位 / 年 CPX(心肺運動負荷試験)(130)件 / 年		

スタッフの内訳 ( )内数字は心臓リハビリテーション指導士数				
	医師	常勤 7 / 非常勤 0 人（1）	臨床検査技師	常勤 3 / 非常勤 0 人（1）
	看護師	常勤 1 / 非常勤 0 人（0）	薬剤師	常勤 2 / 非常勤 0 人（0）
	理学療法士	常勤 12/ 非常勤 2 人（6）	管理栄養士	常勤 1 / 非常勤 0 人（0）
	臨床心理士	常勤 0 / 非常勤 0 人（0）	ソーシャルワーカー	常勤 2 / 非常勤 0 人（0）
	健康運動指導士	常勤 0 / 非常勤 0 人（0）	その他（保健師）	常勤 1 / 非常勤 0 人（0）

【運動療法の種類】		
	有酸素運動	
ウォーキング	☑ 有 □ 無	屋内，屋外ウォーキングコースあり
エアロビクス	☑ 有 □ 無	理学療法士によるチェアビクス 20 分あり
ステップエクササイズ	□ 有 ☑ 無	
自転車エルゴメータ	☑ 有 □ 無	ergoselect50 10 台
リカベント式自転車エルゴメータ	☑ 有 □ 無	COMBI 社 Aerobike2100R 5 台
トレッドミル	☑ 有 □ 無	Sports art T613 5 台
ニューステップ	□ 有 ☑ 無	
その他		
	レジスタンストレーニング	
セルフトレーニング	□ 有 ☑ 無	
ボールトレーニング	□ 有 ☑ 無	
チューブトレーニング	□ 有 ☑ 無	
シーテッドロングロウ	□ 有 ☑ 無	
チェストプレス	☑ 有 □ 無	HUR 1 台
レッグプレス	☑ 有 □ 無	HUR 1 台
その他	HUR4 台（レッグエクステンション / カール，カーフプレス，プッシュアップ / プルダウン，アブドメイン / バック）	
	ストレッチ体操	
	☑ 有 □ 無	本文図 2 参照
【患者教室】		
心臓病教室	☑ 有 □ 無	月～金曜日 14：00 ～ 15：00 毎日実施
その他	保健師による個別指導を実施	
【その他】		
屋内レクリエーション	□ 有 ☑ 無	
屋外レクリエーション	☑ 有 □ 無	院内ウォーキングコースり，屋外中庭に 200m/ 週のコースあり
リラクゼーション	□ 有 ☑ 無	

医療法人 千心会
櫻井医院

心臓リハビリテーション科　**櫻井繁樹**

1. 施設紹介

①施設紹介

当院は循環器内科医１名と外科医１名による無床診療所である．平成19年より，近隣の急性期病院，診療所の先生方と連携して外来心リハを行っている．医師２名に加え，理学療法士２名，看護師３名，管理栄養士１名の医療スタッフ，及び，医療事務２名で心リハに取り組んでいる．心リハ施設の概要は，相談室３室を備えた心リハ室130㎡，健康増進室80㎡，レクチャールーム１室であり．主な運動療法設備として，エルゴメータ10台，トレッドミル３台，油圧式筋力トレーニングマシン８台を備えている．

②チームアプローチの実際

エントリーに際しては，初診時の一般的な検査・診察に加え，初期評価として看護師による面談，食事記録による調査，心理テストによる評価を行う．心理テストは，HADS（Hospital Anxiety and Depression Scale）日本語版，DS-14（Type D Scale-14）日本語版，TABP（Type A Behavior Pattern）日本語版を使用している．全例に心肺運動負荷試験をおこない，運動処方と運動療法指示書を作成している．これらの初期評価の結果に基づいて，医師から心リハ依頼書が発行される．次にプログラムの概要について看護師からオリエンテーションを受け，心リハプログラムへの参加となる．初回の心リハ実施計画書は，心リハプログラム開始後２週間以内に本人に渡される．

セルフモニタリングとして，患者には毎日の体重記録，起床時と就寝前の血圧記録，運動記録を自己記録用紙に書き込むように指導している．自己記録用紙は，配布されるバインダー内に患者自身が綴じ込んで保管する．記入状況について心リハ参加時にスタッフが確認をするようにしている．

レクチャーは，分野により医師，看護師，理学療法士が担当し，実施方法はテキストを使ったもの，プリント資料を用いたもの，ビデオによるものなど取り入れている．初回参加者には自己検脈や血圧測定，体重の記録など基本的な内容のレクチャーを看護師が実施している．ストレスへの対処法を身につけてもらうため，自律訓練法を取り入れている．自律訓練法ではアロマセラピーインストラクターによるアロマセラピーも併用している．

運動療法はエルゴメータ，トレッドミルを利用した有酸素運動と，ゴムバンドを用いたレジスタンストレーニングを行っている．有酸素運動，レジスタンストレーニングともに集団で理学療法士・看護師の監視下に行う．

回復期プログラムでは，各患者の基礎疾患に応じた項目についての採血検査，看護面談，栄養相談を毎月行い，患者の生活・運動・食事状況についての情報を収集した上で，カンファレンスが行われる（表1）．カンファレンスは土曜日に全スタッフが参加して行っている．心リハセッションの確認事項連絡のためのショートカンファレンスは毎朝行う．心リハ実施計画書はカンファレンス結果に基づいて医師が作成し，月々の診察の際に患者に渡される．患者とともに計画書を見ながら状況を確認し，実行目標の再設定を行う．3カ月目には中間評価として，初期評価と同等の情報収集を行っている．心肺運動負荷試験による運動処方の見直しも中間評価に合わせて行う．6カ月目には終了時評価として，心リハプログラムによる効果の確認を行い，心リハの継続方法など今後の方針を患者とともに相談する．

維持期プログラムでは，回復期プログラムに比べ看護面談や栄養相談などの介入頻度を減らしている．回復期と維持期プログラムで運動療法のセッションは分けていないが，維持期で運動耐容能が良好な患者には，運動メニューにサーキットトレーニング（音楽に合わせてステップ昇降と油圧式レジスタンストレーニングマシンを30秒ごとに交互に繰り返す）を取り入れている．

2. 心臓リハビリテーションの特徴とプログラム

患者の多くは近隣の急性期病院からの紹介で心リハに参加している．外来心臓リハビリテーションのみで心リハプログラムは医療保険で認められる150日間を初期評価期間と終了時評価期間で挟んだ180日間を基本タームとして行っている．実施されるレクチャーの内容については患者の疾患に応じて選択しているが，介入のタイミングなど心リハプログラム全体の流れは，疾患に関わらず，違いはない．心臓リハビリテーションに関連したデータはリレーショナルデータベースで管理し，ポータブルデバイス（iPad）を使用することで，参加中の患者の運動処方や心理テスト結果，自宅・外来・リハ中のバイタルサインの経過などを心リハ中でもスタッフが容易に確認できるようにしている．

リハビリテーション実施計画書は，別紙「様式21の5」に準じたものに当院独自のものを加えて使用している．計画書はリレーショナルデータベースと連動しており半自動的に作成されるが，当院独自のものについては，説明時に書き込みが行われるので，指導内容が書き込まれ患者サイン，説明者サインの入ったものが本書となる（図1）．体重，血圧，心負荷，腎機能，脂質，糖代謝については，経過が分かるようにグラフを作り渡している（図2a，2b，2c）．

3. 心臓リハビリテーション運営の実際

施設基準	☑ Ⅰ □ Ⅱ	**心臓リハビリテーション指導士研修制度認定施設**	□ あり ☑ なし
対象とする時期	□ 急性期 □ 前期回復期 ☑ 後期回復期 ☑ 維持期（Medix Club ☑ あり □ なし）		
施設形態	□ 大学病院 □ 専門病院 □ 総合病院 ☑ 有床診療所 / クリニック		
施設の概要	外来（8500）単位 / 年　CPX（心肺運動負荷試験）（100）件 / 年		

スタッフの内訳 （ ）内数字は心臓リハビリテーション指導士数				
医師	常勤 2 / 非常勤 0 人（1）	臨床検査技師	常勤 0 / 非常勤 0 人（0）
看護師	常勤 0 / 非常勤 2 人（1）	薬剤師	常勤 0 / 非常勤 0 人（0）
理学療法士	常勤 2 / 非常勤 0 人（1）	管理栄養士	常勤 0 / 非常勤 1 人（0）
臨床心理士	常勤 0 / 非常勤 0 人（0）	ソーシャルワーカー	常勤 0 / 非常勤 0 人（0）
健康運動指導士	常勤 0 / 非常勤 0 人（0）	その他（アロマセラピーインストラクター）	常勤 1

【運動療法の種類】		
	有酸素運動	
ウォーキング	□ 有 ☑ 無	
エアロビクス	□ 有 ☑ 無	
ステップエクササイズ	☑ 有 □ 無	テクノジム　EasyLine 8 台 アップテンポの音楽に合わせてレジスタンストレーニングマシンとステップを 30 秒ごとに交互に行うサーキットトレーニングを 30 分間実施
自転車エルゴメータ	☑ 有 □ 無	キャットアイ EC-MD100　5 台，EC-1200　1 台，セノー V60　1 台
リカベント式自転車エルゴメータ	☑ 有 □ 無	セノー V67Ri　2 台，V60Ri　1 台
トレッドミル	☑ 有 □ 無	ライフフィットネス 95Ti　3 台
ニューステップ	□ 有 ☑ 無	
その他		
	レジスタンストレーニング	
セルフトレーニング	□ 有 ☑ 無	
ボールトレーニング	□ 有 ☑ 無	
チューブトレーニング	☑ 有 □ 無	セラバンド ® を使用し集団で実施．在宅での実施も指導．
シーテッドロングロウ	□ 有 ☑ 無	
チェストプレス	☑ 有 □ 無	テクノジム　EasyLine シリーズ
レッグプレス	☑ 有 □ 無	テクノジム　EasyLine シリーズ
その他	テクノジム　EasyLine シリーズ（アブドミナル，スクワット，ヒップアダクター，レッグエクステンション，ショルダープレス，フライ）	
	ストレッチ体操	
	☑ 有 □ 無	有酸素療法セッションの最初と最後に集団で実施
【患者教室】		
心臓病教室	☑ 有 □ 無	6ヶ月コースのうち 6 回以上の医師による集団講義受講。個別指導は 10 講義、ビデオレクチャーは 10 講義
その他	回復期プログラムでは個別栄養指導を月に 1 回（実施目標）	
【その他】		
屋内レクリエーション	□ 有 ☑ 無	
屋外レクリエーション	□ 有 ☑ 無	
リラクゼーション	☑ 有 □ 無	アロマテラピーを併用した自律訓練法教室

表1　心リハプログラムの流れ

開始前	1ヵ月目	2ヵ月目	3ヵ月目	4ヵ月目	5ヵ月目	6ヵ月目
初診 生活習慣調査	診察 看護面談 栄養相談	診察 看護面談 栄養相談	診察 看護面談 栄養相談	診察 看護面談 栄養相談	診察 看護面談 栄養相談	診察 看護面談 栄養相談
検尿・採血 身体計測 心エコー 中心血圧 心電図 胸部レントゲン	検尿・採血 身体計測	検尿・採血 身体計測	検尿・採血 身体計測 心エコー 中心血圧 心電図 胸部レントゲン	検尿・採血 身体計測	検尿・採血 身体計測	検尿・採血 身体計測 心エコー 中心血圧 心電図 胸部レントゲン
運動負荷試験			運動負荷試験			運動負荷試験
心理テスト			心理テスト			心理テスト

※患者の状態に応じて，また他院併診を受けている場合には他院での検査状況など勘案して実施内容を選択している．

心臓リハビリテーションプログラム	初回	1カ月	2カ月	中間	4カ月	5カ月	最終	維持期

103178

2013年 4月20日土曜日 ○○ ○○ さんの今の状況をまとめました。

目 標	今の状態
自覚症状 （気になってきた？ good.）	・胸痛は同様。 ・脈が上昇しにくくなってきた。 minVE/VCO2 30.3 NTproBNP
メンタルヘルス ・うつ状態がない ・悩みを抱込まない・人見知りしない（Type D） ・几帳面すぎない・競わない（Type A） ・ストレスに対応できる	ストレスの自覚 なし（以前同様） -13/2/25 不安 なし 6 抑鬱 疑診 8 Type D 気質 Type D気質なし Type A 気質 あり 19 ストレス対応能力 （5月にチェック予定。）
運動状況 （good） ・運動記録ができる ・有酸素運動 1回30分週3回以上 ・適切な強度 処方METs 6.0 METs 目標心拍数 132 /分	運動記録の実施状況 している 心リハ週参加回数 2回 在宅有酸素運動 自転車60分 在宅有酸素運動週回数 6回、3回、6回 有酸素運動週時間 480分、180分、600分 筋トレ回数 心りハ参加時 自分に合った運動: ハーフ2セット 週2回 （十分できている 脈に注意してできている。）
喫煙 （OK.） ・完全に禁煙する。 ・間接喫煙を避ける	吸っていない。
食事内容 （good） ・栄養相談の内容を実施できる ・減塩食	塩分気をつけている 2013/4/6 味汁 1日1回にした。 尿酸 5.0 ← 5.9 クレアチニン 0.90 ← 0.85 eGFR cre 67.9 適切な食事摂取量: EAP/AA比
体重 （good） 身長 176 cm 標準体重 68.1 kg ・体格指数 25 未満→ 限界体重 77.4 kg 未満 ・腹囲 85 cm未満	体重 66.7 kg（BMI 21.5） 腹囲 84.0 cm（−1.4cm）（OK.） 体脂肪率 19.3 % 筋肉量 24.1 kg （筋肉へっていない）
血圧 （good） 外来血圧 130 / 80 mmHg 未満 家庭血圧 125 / 75 mmHg 未満	家庭血圧記録の実施 外来血圧 109 / 63 mmHg 早朝血圧 112 / 73 mmHg 就寝前血圧 104 / 64 mmHg
脂質 ・中性脂肪 150mg/dL未満 ● HDLコレステロール 40 mg/dL以上 ・LDLコレステロール 70 mg/dL未満	中性脂肪 89 mg/dl OK 善玉コレステロール 45 mg/dl OK ← 42. 悪玉コレステロール 71 mg/dl LDLc/HDLc比 1.6 （good）
血糖 （もう一息） ・HbA1c 6.9% 未満 ● 1,5AG 14 以上 ・食後血糖 140mg/dL未満	HbA1c 6.2 % ● 1,5AG 11.0 ← 10,8. 血糖 93 mg/dL （1.5AGを気にしている）

目標 筋トレの記入をスタートしましょう

図 1

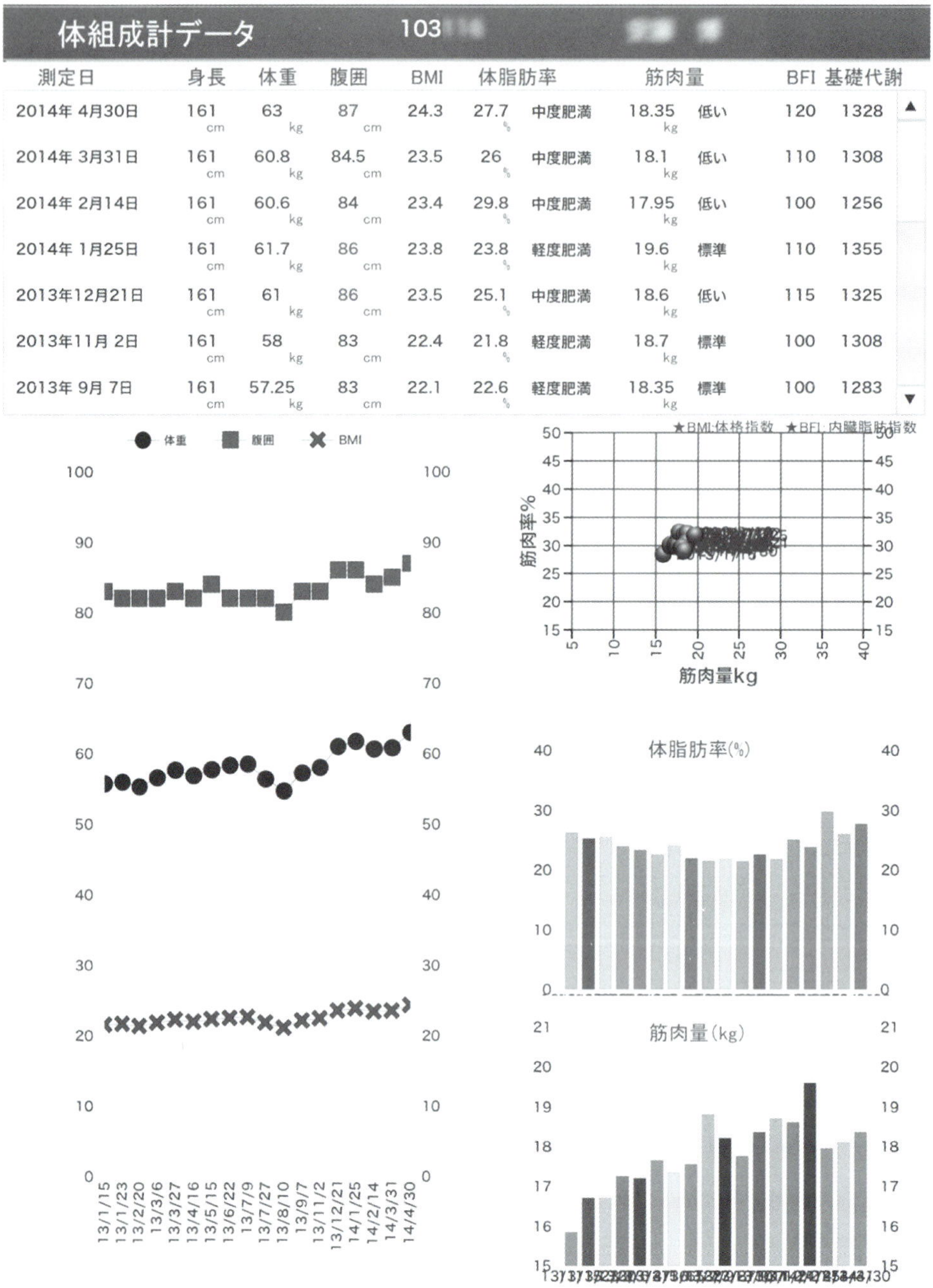

体組成計データ　103[redacted]

測定日	身長	体重	腹囲	BMI	体脂肪率		筋肉量		BFI	基礎代謝
2014年 4月30日	161 cm	63 kg	87 cm	24.3	27.7 %	中度肥満	18.35 kg	低い	120	1328
2014年 3月31日	161 cm	60.8 kg	84.5 cm	23.5	26 %	中度肥満	18.1 kg	低い	110	1308
2014年 2月14日	161 cm	60.6 kg	84 cm	23.4	29.8 %	中度肥満	17.95 kg	低い	100	1256
2014年 1月25日	161 cm	61.7 kg	86 cm	23.8	23.8 %	軽度肥満	19.6 kg	標準	110	1355
2013年12月21日	161 cm	61 kg	86 cm	23.5	25.1 %	中度肥満	18.6 kg	低い	115	1325
2013年11月 2日	161 cm	58 kg	83 cm	22.4	21.8 %	軽度肥満	18.7 kg	標準	100	1308
2013年 9月 7日	161 cm	57.25 kg	83 cm	22.1	22.6 %	軽度肥満	18.35 kg	標準	100	1283

図 2a

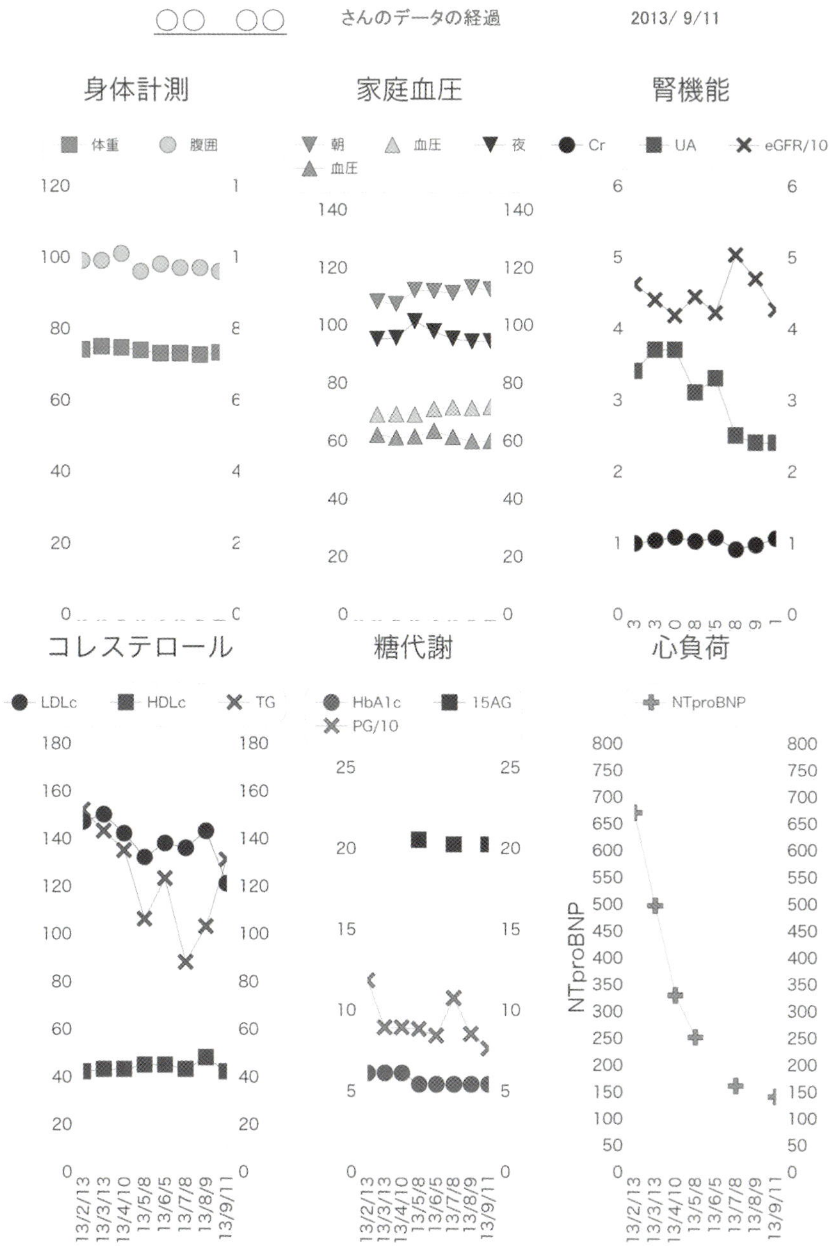
〇〇　〇〇　さんのデータの経過　2013/ 9/11
身体計測
体重
腹囲
家庭血圧
朝
血圧
夜
血圧
腎機能
Cr
UA
eGFR/10
コレステロール
LDLc
HDLc
TG
糖代謝
HbA1c
15AG
PG/10
心負荷
NTproBNP
13/2/13
13/3/13
13/4/10
13/5/8
13/6/5
13/7/8
13/8/9
13/9/11

図 2b

○○ ○○　様の運動負荷試験データの経過

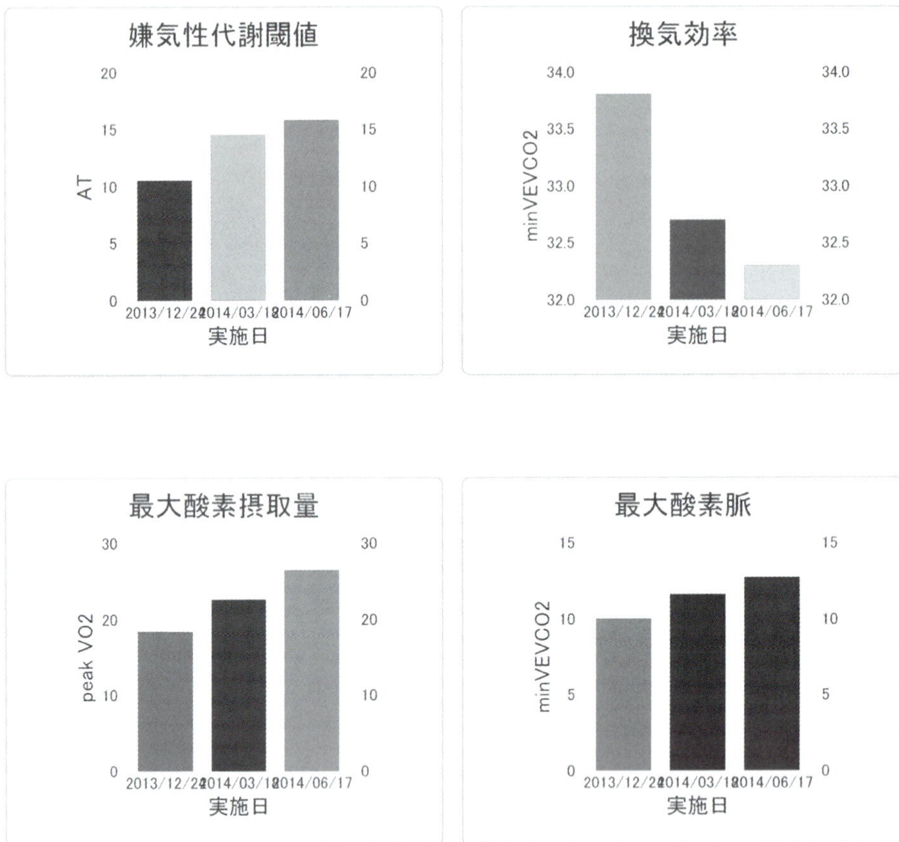

データの見方について
嫌気性代謝閾値：有酸素運動能力を表す指標。体重で割るとメッツになります。
最大酸素摂取量：最大運動能力を示す指標。心臓が1分間に送り出せる血液量を反映します。
換気効率　　　：二酸化炭素をはき出すのにどれくらい呼吸しなければならないかを示す指標です。
小さいほど効率よく二酸化炭素をはき出せることになります。
心不全の状態を表す良い指標です。
最大酸素脈　　：心臓が一回収縮するごとに体に送り出せる酸素の量です。
最大限動いているときの1回の心臓収縮の能力をみていることになります。

図 2c

もりした循環器科クリニック

心臓フィットネスセンター　**森下　浩**（医　師）
心臓フィットネスセンター　**吉永弥生**（看護師）
心臓フィットネスセンター　**森下好美**（看護師）

1. 施設紹介

①施設の紹介

2002年10月，循環器特化型無床クリニックとして開業した．2009年1月の新築移転を機に，心臓フィットネスセンターを併設し，同年3月より外来通院心臓リハビリテーションを開始した．当初は施設基準Ⅱであったが，専従看護師増員により2011年6月から施設基準Ⅰを取得，心リハ導入患者数の増加が可能となった．

②チームアプローチの実際

・多職種による運営の工夫

重複する役割や職種間で協力できる部分については柔軟に対応し，専門性の高い部分については分業する．分業している姿勢を，言葉にして患者やチームに伝えることにより専門職の自立性を高めている．また全てのスタッフは，専門職から得たポジティブな態度や結果等の情報を，関係職種に多く伝えるようにし，目標達成感を共有している．患者からのどのような質問事項に対しても，対応した者が責任を持って情報収集し，即座に関係職種へ伝達，スピーディーな対応を心がけている．これらによって職種感の信頼関係が生まれ連携がスムーズになると考える．

・カンファレンスの持ち方（カンファレンス記録の方法など）

週3回（月・水・金），13時30分から時間厳守で15分間行っている．

種類として，①導入時カンファレンス，②ケースカンファレンス（開始から3・6ヶ月），③バリアンス（標準化から逸脱した出来事）カンファレンスがある．

①はすべての患者に対して行われ，③はバリアンス発生時に行われる．

個々のケースに対して，健康運動指導士が有酸素運動やレジスタンストレーニングメニューの有効性の確認と筋力テストの結果を，診療放射線技師が心臓CT結果報告を，管理栄養士が食事栄養指導の報告を行うなどして，多職種が状況や結果報告，検討，評価の発言が出来るようにしている．頻回にカンファレンスを行うことで，すばやく情報の共有化と目標の明確化が図れ，支援方法の検討が行われる．

記録はカンファレンス専用ノートを使用し，経時的に一元管理している．また，実施計画書の評価・コメント欄の記載にも反映させるようにしている．

ファシリテーター役は看護師が担い，司会・書記を多職種が当番制で運営している．

2. 心臓リハビリテーションの特徴

後期回復期（Late Phase Ⅱ）から維持期（Phase Ⅲ）の患者を対象とした外来心リハを行っている．心臓 CT でのプラーク判定や CPX，各種循環器検査を駆使し，心リハの効果判定を行っている．クリニカルパスの特徴は全ての疾患の外来心リハに対応出来るものとなっている．150日の保険適応期間が終了し，引き続き運動療法の継続を希望される場合は，自費のフィットネスもクリニック内で提供している．指導教育はスペースの関係上教室制にすることが出来ず，運動療法中の有酸素運動や休憩時間を利用して個別指導を行っている．ホスピタリティマインドを大切に，モチベーションを高めるポジティブ指導を実践している．

具体的クリニカルパスまたはプログラムの提示と解説

実際の流れでは，医師が外来診療の中で，心リハ適応の患者に対して運動療法の必要性を説明する．同意を得た患者に対して看護師は,「～心臓リハビリテーションを始められる方へ～」(図１）を手渡し，各種検査日程を決定，心リハ当日までのクリニカルパスを進めていく．

心リハオリエンテーションでは，専従看護師が包括的心臓リハビリテーションの有用性や，心リハプログラムと必要事項の説明を行う（図２～４）．また同時に，データベース（表 1）に必要な項目の情報収集も行い，約一時間を使ってのインテーク面接を行うことで，患者とのコミュニケーションや信頼関係を築くよう努めている．

検査結果を含むデータベースから，患者の問題点を抽出し，150 日間のクリニカルパス（表２～3）を作成する．

150 日以降も心リハを継続する必要がある患者に対しては，（表 4）を作成する．

実際に心リハでの運動療法が開始されると，その時間帯を利用して指導・教育のクリニカルパス（表 3）に沿った内容を個別に始めていく．

３ヶ月目の中間時期と 150 日の卒業時期に患者自身の理解度を評価し，指導・教育の強化を図る．

（看護部・吉永弥生）

3. 心臓リハビリテーション運営の実際

施設基準	☑ Ⅰ ☐ Ⅱ	**心臓リハビリテーション指導士研修制度認定施設**	☐ あり ☑ なし
対象とする時期	☐ 急性期 ☐ 前期回復期 ☑ 後期回復期 ☑ 維持期（Medix Club ☑ あり ☐ なし）		
施設形態	☐ 大学病院 ☐ 専門病院 ☐ 総合病院 ☑ 有床診療所 / クリニック		
施設の概要	外来（11250）単位 / 年　CPX（心肺運動負荷試験）（250）件 / 年		

スタッフの内訳 （ ）内数字は心臓リハビリテーション指導士数				
	医師	常勤 1 / 非常勤 1 人（0）	臨床検査技師	常勤 2 / 非常勤 3 人（0）
	看護師	常勤 2 / 非常勤 2 人（2）	薬剤師	常勤 0 / 非常勤 0 人（0）
	理学療法士	常勤 0 / 非常勤 0 人（0）	管理栄養士	常勤 1 / 非常勤 0 人（0）
	臨床心理士	常勤 0 / 非常勤 0 人（0）	ソーシャルワーカー	常勤 0 / 非常勤 0 人（0）
	健康運動指導士	常勤 2 / 非常勤 1 人（0）	その他	常勤 0 / 非常勤 0 人（0）

【運動療法の種類】

有酸素運動			
ウォーキング	☐ 有 ☑ 無		
エアロビクス	☑ 有 ☐ 無	健康運動指導士と共にアップテンポの音楽に合わせて実施	
ステップエクササイズ	☑ 有 ☐ 無	STEPWELL® を用いることもあり	
自転車エルゴメータ	☑ 有 ☐ 無	3 台（コンビ AEROBIKE2100u® 2 台、Cateye 1 台）	AT レベルで合計 30 分間実施
リカベント式自転車エルゴメータ	☑ 有 ☐ 無	1 台（Cateye）	
トレッドミル	☑ 有 ☐ 無	3 台（Sports Avt 6300HR®）	
ニューステップ	☐ 有 ☑ 無		
その他			
レジスタンストレーニング			
セルフトレーニング	☑ 有 ☐ 無	0.5kg 1.0kg 1.5kg　アンクル・リストウエイトを使用	マシン使用困難者に対し、必要に応じて実施
ボールトレーニング	☑ 有 ☐ 無	SOFT GYMNIC® を使用	
チューブトレーニング	☑ 有 ☐ 無	セラバンド ® を使用	
シーテッドロングロウ	☐ 有 ☑ 無		
チェストプレス	☑ 有 ☐ 無	レッグエクステンション、レッグカール、チェストプレス、レッグプレス　HUR 社製　低負荷から開始し 1RM5%ずつアップしていく（約 20 分）	
レッグプレス	☑ 有 ☐ 無		
その他	レッグエクステンション・レッグカール		
ストレッチ体操			
	☑ 有 ☐ 無	健康運動指導士指導のもとウォーミングアップ 10 分（アップテンポ音楽の中で）　クーリングダウン 10 分（リラクゼーション音楽の中で）	
【患者教室】			
心臓病教室	☐ 有 ☑ 無		
その他	運動療法中の有酸素運動や休憩時間を利用しての個別指導で対応		
【その他】			
屋内レクリエーション	☐ 有 ☑ 無		
屋外レクリエーション	☐ 有 ☑ 無		
リラクゼーション	☐ 有 ☑ 無		

～心臓リハビリテーションをはじめられる方へ～

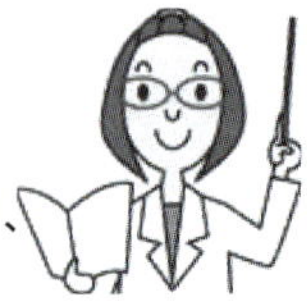

＊心臓リハビリテーションとは？＊

近年急性心筋梗塞、狭心症、心不全等の心疾患に対する治療の発展により、生存率が高まり、入院も短期間で済む様になりました。

しかし、治療により症状が改善したとしても『高血圧』『脂質異常症』『糖尿病』『肥満』『喫煙』等の危険因子を改善させない限り、再び心疾患を引き起こす可能性があります。このような冠危険因子を解消して、心疾患を改善し予防する為の様々な治療法、それが心臓リハビリテーションです。しかし運動療法だけが心臓リハビリテーションではありません。

「心臓リハビリテーション」とは低下した体力を回復し、スムーズな社会生活復帰や疾患の再発および悪化を予防し、快適で質の良い生活を維持する為に運動療法を含めた、生活習慣の見直しと改善、病気に対する正しい知識の習得、栄養指導、禁煙指導、服薬指導、カウンセリングからなる総合プログラムです。

心リハを始めていただく前に各種検査が必要になります。

本日　心電図　心エコー　血液検査　尿検査　体成分分析装置(In Body)検査

（　／　）　心肺運動負荷試験（CPX）予約

心リハオリエンテーション予約

↓

CPX 当日

（　／　）　胸部レントゲン　骨塩定量測定

当日の CPX では室内用運動靴があればお持ち下さい。

↓

心リハオリエンテーション当日

（　／　）　動脈硬化検査（ABI ／ PWV）　頸動脈エコー　肺機能検査

心リハの予約

１時間程のオリエンテーションにて必要事項の説明や情報収集をさせていただきます。

↓

心リハ当日

（　／　）　心リハがスタートします。

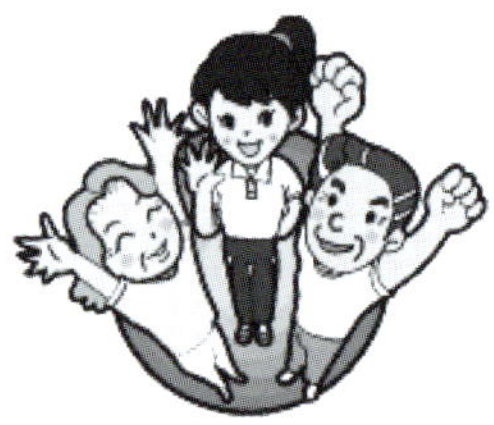

図１　心リハ開始までのクリニカルパス

心臓リハビリテーション

ヘルシー　ハート　プログラム
Healthy heart Program に参加される方へ

心臓リハビリテーションが受けられる適応疾患

急性心筋梗塞 ・ 狭心症 ・ 慢性心不全 ・ 末梢動脈閉塞性疾患

冠動脈バイパスや心臓弁置換などの開心術後 ・ 大血管術後

・心筋梗塞…心筋梗塞後の再発予防に心リハは必須の治療！
心リハは心筋梗塞後の総死亡、心臓死心筋梗塞の再発を減らすことが分かりました。

・狭心症…狭心症には、まず心リハ！
心リハが薬物療法単独に比べて優れていることは明らかです。
また、ステント治療を受けた後に心リハを受けた方が予後が良好であるという報告もあります。

・慢性心不全…心不全こそ運動療法の心リハです！
過剰な安静は身体機能の悪化を招きます。
運動療法は、心不全の身体機能を改善し生命予後を延長する最先端医療です。

・冠動脈バイパス術後…心リハでバイパス手術の効果を高める！
心リハはバイパス血管を長持ちさせ、手術でつないだ血管がつまるのを防ぎます。

・心臓弁置換術後、及び大血管手術後…心リハは手術後の体力回復に極めて有効！
手術により体力は低下傾向にあります。その後で心リハをするかどうかで、体力の改善の差は歴然としています。

・末梢動脈閉塞性疾患…運動療法は末梢動脈閉塞性疾患（ＰＡＤ）治療の基本！
歩くと足が痛くなる病気、慢性動脈性硬化症は運動療法がめざましい効果をみせてくれます。

心臓リハビリテーションは、心臓を回復させるのみならず、精神的な健康を保つ効果があります。

元気で長生き！

さぁ！これから楽しく心臓リハビリテーションを始めましょう！

図２　適応疾患の理解

心リハ期間　　週 1 回　150 日間　必要に応じて継続可

実施日・時間

	月	火	水	木	金	土
9:00〜10:30	○	○	○	○	○	
10:30〜12:00	○	○	○	○	○	○
12:00〜13:30				○		
14:00〜15:30	○	○	○		○	

費用　　1 回につき、自己負担 690 円〜2080 円（薬剤費、検査費含まず）
心リハとは別に 1 回/1 週〜４週　医師による診察を受けていただきます。

心リハ期間中の検査　　心肺運動負荷試験 ・ 心電図 ・ 心エコー ・ 頸動脈エコー
血液検査 ・ 尿検査・ 胸部レントゲン ・ 骨塩定量測定
動脈硬化検査（ABI/PWV）・ 肺機能検査

ヘルシーハートプログラム 150 日間の中での主な講義内容

・運動療法の効果について
・有酸素運動と無酸素運動について
・レジスタンストレーニングとストレッチについて
・心肺運動負荷試験（ＣＰＸ）結果説明と運動処方箋内容説明
・各種検査結果説明と心大血管リハビリテーション実施計画書説明
・急性心筋梗塞・狭心症について
・冠動脈バイパス・PCI 治療について
・胸痛発作時の対処方法について
・急性心不全・慢性心不全について
・心不全の早期発見、早期対処について
・高血圧について
・不整脈について
・末梢動脈閉塞性疾患について
・糖代謝異常・糖尿病の合併症・低血糖時の対処について
・脂質異常症、スタチンについて
・高尿酸血症・痛風について
・喫煙・副流煙・禁煙について
・肥満の体重コントロールの必要性について
・血管内脱水と水分摂取の必要性について
・ストレス・鬱・日常生活での注意点について
・内服薬物療法・服薬指導
・管理栄養士からの栄養食事指導・減塩指導
・生活活動と自宅での運動療法について
・健康診断・感染予防について

図 3　心リハの概要

心臓リハビリテーションプログラム

着替え　→　血圧、脈拍測定（記録）　→　体重・体脂肪率測定（記録）
→　健康チェック用紙記入　→　心電図モニター装着

⇩

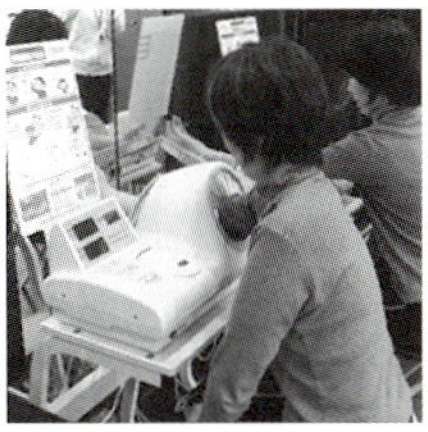

ウォーミングアップ　・　ストレッチ体操

⇩

有酸素運動　30 分間
エルゴメーター・トレッドミル
エアロビクス・ステップＥＸ　など

⇔

レジスタンストレーニング　約 20 分間
レッグエクステンション・レッグカール
チェストプレス・レッグプレス　など

⇩

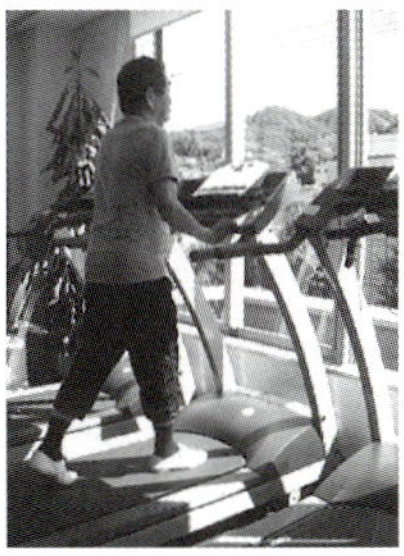

クーリングダウン　・　ストレッチ体操

⇩

血圧、脈拍測定（記録）　→　着替え

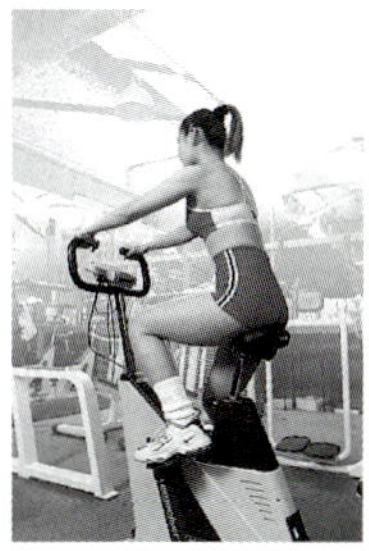

○○ 様の心臓リハビリテーションは　　月　　日（　　）　　：　からです。
初回のみ 30 分前　　：　　に、2 回目以降は 15 分前　　：　　にお越しください。
また、下記のものをお持ちいただきますよう、お願いします。

動きやすい服装（Ｔシャツ、ジャージ、スウェットなど）と靴下
運動靴（室内履き専用）　　　タオル（汗ふき用）
ペットボトル飲料（水、お茶、スポーツドリンクなど）
（５００ｍｌ程が望ましい）

図 4　運動療法の流れ

様　歳　ID　　　　　　診察 1／　週　割負担

□急性心筋梗塞　□狭心症　□末梢動脈閉塞性疾患　□慢性心不全　□開心術後　□大血管疾患

□ 急性心筋梗塞　□ 狭心症

CCTA ・CAG　□有 □無

□ PCI術後

ECG所見　□NSR　□Af　□AF
□脚ブロック □その他
βブロッカー　□有 □無

ペースメーカー　□有 □無　設定

CPX時 虚血性変化　□有 □無
不整脈出現　□有 □無
ニトログリセリン処方　□有 □無

□ 心臓バイパス術後

□ 末梢動脈閉塞性疾患

Fontaine分類　□Ⅰ しびれ・冷感　□Ⅲ
□Ⅱ 間欠性跛行　□Ⅳ
ABI 右足　左足
頸動脈エコー　MAX IMT　mm

□ 心臓弁置換術後 ／ □ 大血管疾患

□ 慢性心不全

BNP　pg/ml
心エコー LVEF　%　PAP　mmHg
LVDd　mm　その他
胸X-P　CTR　%
CPX　Peak VO_2予測値　%
利尿剤　□有 □無

利尿剤の自己調節　□有 □無
体重計　□有 □無
体重自己測定　□有 □無
一日の水分摂取量　ml
アルコール　コーヒー　杯/日

既往歴

血圧　／　mmHg
血圧計　□有 □無
血圧自己測定　□している
□していない
降圧剤　□有 □無

体重　kg
BMI
体脂肪率　%
腹囲　cm

UA　mg/dl
高尿酸血症治療薬 □有 □無

HbA1c　%
BS　mg/dl
インスリン　□有 □無
糖尿病治療薬 □有 □無

飲み忘れ　□有 □無

BUN　mg/dl
Cre　mg/dl
eGFR

スパイロ

喫煙　□有 □無
副流煙　□有 □無

整形外科的な問題　□有 □無

骨塩定量　若年成人比　%
骨粗鬆症 □有 □無
運動習慣　□有 □無

LDL-ch　mg/dl
HDL-ch　mg/dl
TG　mg/dl
リポ蛋白(a)　mg/dl
スタチン　□有 □無

のみ忘れ　□有 □無

RBC
Hb
Ht
胃切除　□有 □無

尿
WBC
CRP　(　　)

目標　□ 予防（再発 ・新規発症）　□ 病気の理解　□ 体力の向上　□ 体重コントロール
□ 食事管理　□ 内服管理　□ 運動習慣の獲得　□ 禁煙　□ その他

表1　心大血管リハビリテーションデータベース

＿＿＿＿様　＿＿歳　ID＿＿＿＿　心オリ・インテーク面接実施日 平成　　年　　月　　日

心リハ依頼当日 ／	CPX検査当日 ／	心オリ・インテーク面接当日 ／	初回心リハ当日 ／
□ 心リハをはじめられる方へ	□ CPX検査	□ 心オリ・インテーク面接実施	□ スタッフ紹介
□ 心電図検査	□ 胸部レントゲン	□ 利用承諾書記入	□ 健康運動指導士初回問診
□ 心エコー検査	□ 骨塩定量測定	□ 心リハ冊子 血圧・体重記入手帳　手渡し	□ 有酸素運動メニュー検討・実施
□ 初回血液検査 心リハセット採血 ＋ $HbA_{1}c$ リポ蛋白(a) TSH $F-T_3$・$F-T_4$		□ 食事記録用紙手渡し	□ CPX結果説明 運動処方箋内容説明
		□ 心リハ日予約	□ レジスタンストレーニングメニュー検討・実施
		□ 外来診察日予約	□ 各種検査結果説明
□ 尿検査		□ 動脈硬化検査（ABI／PWV）	□ 心リハ実施計画書説明
□ InBody測定		□ 頸動脈エコー検査	□ クリニカルパス内容説明
□ CPX検査予約		□ 肺機能検査	□ 食事記録用紙回収
□ 心リハオリエンテーション インテーク面接予約		□ データベース用紙作成	□ 栄養食事指導日予約
		□ 150日クリニカルパス作成	□ フットチェック

検査・指導 ＼ 実施時期		開始月 月	1ヶ月 月	2ヶ月 月	3ヶ月 月	4ヶ月 月	5ヶ月 月	6ヶ月 月
CPX	初回　3ヶ月後　6ヶ月後	○			○			○
筋力テスト	初回　3ヶ月後　6ヶ月後	○			○			○
心リハセット採血	毎月	○	○	○	○	○	○	○
$HbA_{1}c$ (NGSP)	糖尿病治療薬内服者 及び 6.5%以上・・・毎月 6.0% ～ 6.5%未満・・・2ヶ月毎	○						
リポ蛋白(a)	40.1以上・・・4ヶ月後	○						
心電図	毎月	○	○	○	○	○	○	○
心エコー	LVEF 40%未満・・・毎月 40%～60%未満・・・2・4・6ヶ月後 60%以上・・・3ヶ月後　6ヶ月後	○						○
胸部レントゲン	CTR 60%以上・・・2ヶ月毎 60%未満・・・6ヶ月後 慢性心不全適応・・・3ヶ月後　6ヶ月後	○						○
頸動脈エコー	最大IMT 2.5mm以上・・・6ヶ月後 2.49mm以下・・・1年後	○						
動脈硬化検査	ABI 0.9未満・・・3ヶ月後　6ヶ月後 0.9以上・・・6ヶ月後	○						○
骨塩定量測定	若年成人の70%以下・・・4ヶ月後	○						
肺機能検査	異常ありの場合・・・ 6ヶ月後	○						
尿検査	潜血・細菌・白血球 所見あり・・・翌月	○						
食行動（食事記録）	初回　3ヶ月後　6ヶ月後	○			○			○
フットチェック	潰瘍（＋）・・・フットケア外来　鶏眼胼胝（＋）・・・毎月	○						
心リハ実施計画書	毎月	○	○	○	○	○	○	○
最終CAG/CCTA	次回	最終PPM CHECK				次回		

表2　心リハビリテーションクリニカルパス ～150日まで～

様　　　歳　　ID　　　心オリ・インテーク面接実施日　平成　　年　　月　　日

指導・教育 ＼ 実施時期	1ヶ月	3ヶ月	6ヶ月
□ 運動療法の効果について			
□ 有酸素運動と無酸素運動について 運動処方箋に基づいた運動の効果			
□ レジスタンストレーニングとストレッチについて その効果と目的			
□ 急性心筋梗塞・狭心症について 胸痛時の対処　ニトログリセリン所持　心臓CT検査			
□ 冠動脈バイパス・PCI治療について			
□ 急性心不全・慢性心不全について BNP　心不全症状　利尿薬と水分補給 体重・血圧測定・記録　早期発見と対処			
□ 高血圧について 二次予防目標値　血圧測定・記録　塩分制限			
□ 糖尿病について HbA1c目標値　合併症　低血糖症状・高血糖症状 低血糖症状時の対処　歯周病との関係			
□ 脂質異常症について 悪玉コレステロールと正常値　中性脂肪と正常値 善玉コレステロールと正常値　スタチンの効果と副作用			
□ 喫煙・副流煙の影響について 禁煙のすすめ　禁煙外来のはなし			
□ 末梢動脈閉塞性疾患について 閉塞性動脈硬化症（ASO）　ウォーキングの方法			
□ 高尿酸血症について 尿酸正常値　痛風　プリン体　高尿酸血症薬			
□ ストレス・鬱について タイプA行動パターンテスト　カウンセリング			
□ 肥満について コントロールBMI値　体重測定・記録　皮下脂肪・内臓脂肪			
□ 栄養管理 食習慣の把握　減塩指導　食行動改善　貧血と鉄			
□ 生活活動について 身体活動量　自宅で行う運動療法　自己検脈			
□ 内服薬指導 Ca拮抗薬　ACE阻害薬　ARB　β遮断薬　利尿薬 ワーファリン　抗血小板薬　スタチン　その他			
□ 不整脈について 心室性期外収縮　上室性期外収縮　心房細動　脚ブロック			
□ 脳梗塞について 脳梗塞症状　血管内脱水　血栓　ワーファリンコントロール			
□ 心臓弁膜症・弁置換について			
□ 大血管疾患・大動脈瘤・解離について			
□ ペースメーカーについて 日常生活での注意点			
□ 血管内脱水と水分補給について			
□ 健康診断・感染予防 肺炎球菌ワクチン　インフルエンザワクチン　PSA検査			

表3　心リハビリテーションクリニカルパス ～150日まで（指導・教育）～

様　　歳　ID　　　割負担　診察１／　週

検査・指導		備考／月	月	月	月	月	月	月	月	月	月	月	月	月
CPX	～ 6ヶ月毎													
筋力テスト	～ 6ヶ月毎													
心リハセット採血	毎月 or 2ヶ月毎													
HbA1c (NGSP)	糖尿病治療薬内服者 及び 6.5%以上・・・毎月 6.0% ～ 6.5%未満・・・2ヶ月毎													
リポ蛋白(a)	40.1以上・・・4ヶ月毎													
心電図	毎月 or 2ヶ月毎													
心エコー	LVEF 40%未満・・・毎月 40%～60%未満・・・2ヶ月毎 60%以上・・・3ヶ月毎													
胸X-P	CTR 60%以上・・・2ヶ月毎 60%未満・・・6ヶ月毎 慢性心不全適応・・・3ヶ月毎													
頸動脈エコー	最大IMT 2.5mm以上・・・6ヶ月毎 2.49mm以下・・・1年毎													
ABI/PWV	ABI 0.9未満・・・3ヶ月毎 0.9以上・・・6ヶ月毎													
骨塩定量測定	若年成人の70%以下・・・4ヶ月毎													
呼吸機能検査	異常あれば、6ヶ月毎													
尿検査	潜血・細菌・白血球 所見あり・・・翌月													
食行動(食事記録)	～ 6ヶ月毎													
フットチェック	潰瘍(＋)・・・フットケア外来 鶏眼胼胝(＋)・・・毎月													
心リハ実施計画書	毎月		○	○	○	○	○	○	○	○	○	○	○	○
最終CAG/CCTA	次回	最終PPM CHECK				次回			備考					

表4　心リハビリテーションクリニカルパス ～150日以降～

心臓リハビリテーションと診療報酬

東京都健康長寿医療センター
リハビリテーション科　小山照幸

心臓リハビリテーションと保険診療の歴史

心臓リハビリテーションは，1956 年に木村登が心筋梗塞後，積極的に運動負荷をかけることを提唱したことから始まった．当時は長期間の安静が基本であり，同調する人は少なかった．その後 21 年経った 1977 年にやっと現在の「日本心臓リハビリテーション学会」のルーツである「心臓リハビリテーション研究会」が発足した．1982 年に厚生省研究班（戸嶋班）が，「4 週間プログラム」を作成し，1988 年に初めて「心疾患理学療法料」として算定できるようになった．対象疾患は「急性心筋梗塞」のみで，期間は 3 ヶ月までであった．1992 年に「心疾患リハビリテーション料」と名称が変更され，1995 年に「日本心臓リハビリテーション学会」が設立された．1996 年に厚生省研究班が「2,3 週間プログラム」を作成し，適応症に「狭心症，開心術後」を加え，6 ヶ月までに延長された．2000 年には日本心臓リハビリテーション学会の「心臓リハビリテーション指導士制度」が発足した．2004 年には，心リハビリテーション施設基準が緩和され，2006 年には，現在の診療報酬体系の基になる「疾患別リハビリテーション」が導入され，「心大血管疾患リハビリテーション料」と名称が変わった．施設基準が大きく変更され，（Ⅰ）（1 単位 250 点）と（Ⅱ）（1 単位 100 点）というようにランク分けされた．しかし（Ⅰ）の施設基準は厳しく，専従の理学療法士または看護師を 2 名以上（2 名のうち 1 名は専任でも可能）配置しなくてはならなくなり，今まで心リハビリテーションを実施していた病院でも，マンパワー不足のために（Ⅱ）を選定せざるをえない病院が多数あった．しかし診療所でも算定できるようになり，「急性発症した心大血管疾患又は心大血管疾患の手術後の患者」と，「慢性心不全，末梢動脈閉塞性疾患その他の慢性の心大血管の疾患により，一定程度以上の呼吸循環機能の低下及び日常生活能力の低下を来している患者」が適用疾患に加わった．2008 年の診療報酬改定では，心大血管疾患リハビリテーション料（Ⅰ）の担当医の要件が「心大血管疾患リハビリテーションの経験を有する専任の常勤医師」になり，医師の直接監視も緩和された．面積要件も病院 30m^2，診療所 20m^2 に緩和された．また標準的算定日数は原則 150 日を超えた場合も月 13 単位は算定可能で，リハビリテーションを継続することにより状態の改善が期待できると医学的に判断される場合には，標準的算定日数内の期間と同様に算定できるようになった．さらに，起算日から 30 日間に限り，早期リハビリテーション加算（30 点／単位）が算定できるようになったが，診療報酬点数は施設（Ⅰ）が 250 点から 200 点に減点となった．2010 年の診療報酬改定では，以下の 5 点の改定があった．①心大血管疾患リハビリテーション料（Ⅰ）の施設基準において，常時（24時間365日）勤務することとされていた循環器科または心臓血管外科の医師を，心大血管疾患リハビリテーションを実施している時間帯においては常時勤務すること，となった．②心大血管疾患リハビリテーションに専従する理学療法士または看護師について，心大血管疾患リハビリテーションを行わない時間帯において，他の疾患別リハビリテーション等に従事可能となった．③心大血管疾患等リハビリテーション専用の機能訓練室について，それぞれの施設基準を満たせば，他の疾患別リハビリテーション専用の機能訓練室と同一の部屋でも許可となった．その際，当該リハビリテーションと他の疾患別リハビリテーションおよび集団コミュニケーション療法を同一の従事者が行う場合，心大血管疾患リハビリテーションに実際に従事した時間を20分1単位とみなしたうえで，他の疾患別リハビリテーション等の実施単位数を足した値が，従事者1人につき1日18単位を標準とし，週108単位までとすることになった．④早期リハビリテーション加算が1単位45点に増点となった．⑤適切な運動処方のための検査として，心肺運動負荷試験施行時の連続呼気ガス分析加算として100点加算された．2012年の診療報酬改定では，早期リハビリテーション加算が45点から30点に減点されたが，治療開始から14日間において初期加算45点が新設された．すなわち治療開始から14日間は75点加算できることになり，より早期からリハビリテーションを開始することが推奨された．この初期加算の用件としては「リハビリテーション科の医師が勤務している医療機関の場合」となっている．「リハビリテーション科の医師」については疑義解釈（平成24年3月30日）がでており，「リハビリテーション科」の標榜は原則としては必要であるが，リハビリテーションに専従している常勤医師が勤務していればリハビリテーション科の標榜は必ずしも必要なく，「心大血管疾患リハビリテーション」については，「心リハビリテーションの経験を有する常勤医が勤務している循環器科又は心臓外科を標榜していればよい」ということなので，心大血管疾患リハビリテーションの施設基準を満たしていれば問題ない．また心大血管疾患リハビリテーション用の「リハビリテーション実施計画書（別紙様式21の4）（入院用），（別紙様式21の5）（外来用）」「リハビリテーション総合実施計画書（別紙様式23の4）」が新たに掲載された．2014年の診療報酬改定では，心リハビリテーションに関係のあるのは3カ所で，①心大血管疾患リハビリテーション料（Ⅰ）（205点／単位），心大血管疾患リハビリテーション料（Ⅱ）（105点／単位）の増点．②作業療法士の追加．③リハビリテーション室面積の計測法の「内法」への変更，であった．今回の改定では，廃用症候群に対するリハビリテーションの見直しが行われた．廃用症候群の対象疾患は，「外科手術又は肺炎等の治療による安静による廃用症候群の患者であって，治療開始時において，FIM 115以下，BI 85以下の状態等のものであり，心大血管疾患リハビリテーション料，運動器リハビリテーション料，呼吸器リハビリテーション料，障害児（者）リハビリテーション料又はがん患者リハビリテーション料の対象となる患者を除く事」という文言が明示された．そして「廃用症候群として脳血管疾患等リハビリテーション料を算定する場合は，廃用をもたらすに至った要因，臥床・活動性低下の期間，廃用の内容，介

る見込み期間，前回の評価からの改善や変化，廃用に陥る前のADLについて別紙様式22を用いて，月ごとに評価し，診療報酬明細書に添付する又は同様の情報を摘要欄に記載するとともに，その写しを診療録に添付すること」と明記されたため，今まで心不全による筋力低下，ADL低下例などを「廃用症候群」で算定していた例は「心大血管疾患リハビリテーション料」で算定することになる．

資料

1）平成26年度診療報酬改定について:http://www.mhlw.go.jp/stf/seisakunitsuite/bunya/0000032996.html

2）診療報酬の算定方法の一部を改正する件（告示）平成26年厚生労働省告示第57号　別表第1（医科点数表）第2章　リハビリテーション　通則 http://www.mhlw.go.jp/file/06-Seisakujouhou-12400000-Hokenkyoku/0000041349.pdf

3）診療報酬の算定方法の一部改正に伴う実施上の留意事項について（通知）平成26年3月5日保医発0305第3号　別添1（医科点数表）http://www.mhlw.go.jp/file/06-Seisakujouhou-12400000-Hokenkyoku/0000041235.pdf：p274-278

4）特掲診療料の施設基準等の一部を改正する件（告示）平成26年厚生労働省告示第59号 http://www.mhlw.go.jp/file/06-Seisakujouhou-12400000-Hokenkyoku/0000041271.pdf：p56-63

5）特掲診療料の施設基準等及びその届出に関する手続きの取扱について（通知）平成26年3月5日保医発0305第2号　別添 http://www.mhlw.go.jp/file/06-Seisakujouhou-12400000-Hokenkyoku/0000041272.pdf：p49-52

表1　2014年4月改訂心大血管疾患リハビリテーション料に関する施設基準のポイント

疾　患	心大血管疾患リハビリ(I)	心大血管疾患リハビリ(II)
届出保険医療機関	循環器科又は心臓血管外科を標榜するものに限る	
医　師	届出保険医療機関において、循環器科又は心臓血管外科の医師が、心大血管疾患リハビリを実施している時間帯において常時勤務しており、心大血管疾患リハビリの経験を有する専任の常勤医師が1名以上勤務していること。なお、この場合において、心大血管疾患リハビリを受ける患者の急変時等に連絡を受けるとともに、当該保険医療機関又は連携する保険医療機関において適切な対応ができるような体制を有すること。	届出保険医療機関において、循環器科又は心臓血管外科を担当する常勤医師又は心大血管疾患リハビリの経験を有する常勤医師が1名以上勤務している。(症状が安定している患者の場合、医師の直接の監視下でなくともよい)
医療職	心大血管疾患リハビリの経験を有する専従の常勤理学療法士及び専従の常勤看護師が合わせて2名以上勤務していること又は専従の常勤理学療法士もしくは専従の常勤看護師のいずれか一方が2名以上勤務していること。また、必要に応じて、心機能に応じた日常生活活動に関する訓練等の心大血管リハビリに係わる経験を有する作業療法士が勤務していることが望ましい。ただし、いずれの場合であっても、2名のうち1名は専任の従事者でも差し支えない。また、これらの者については、ADL機能向上等体制加算、回復期リハビリ病棟入院料及び地域包括ケア病棟入院料を算定する病棟並びに地域包括ケア入院医療管理料を算定する病室を有する病棟の配置従事者との兼任はできないが、心大血管疾患リハビリを実施しない時間帯において、他の疾患別リハビリ、障害児（者）リハビリ及びがん患者リハビリに従事することは差し支えない。また、心大血管疾患リハビリとその他のリハビリの実施日・時間が異なる場合にあっては、別のリハビリの専従者として届け出ることは可能である。	心大血管疾患リハビリの経験を有する専従の理学療法士又は看護師のいずれか1名以上が勤務している。また、必要に応じて、心機能に応じた日常生活活動に関する訓練等の心大血管リハビリに係わる経験を有する作業療法士が勤務していることが望ましい。ただし、専従者については、ADL機能向上等体制加算、回復期リハビリ病棟入院料及び地域包括ケア病棟入院料を算定する病棟並びに地域包括ケア入院医療管理料を算定する病室を有する病棟の配置従事者との兼任はできないが、心大血管疾患リハビリを実施しない時間帯において、他の疾患別リハビリ、障害児（者）リハビリ及びがん患者リハビリに従事することは差し支えない。また、心大血管疾患リハビリとその他のリハビリの実施日・時間が異なる場合にあっては、別のリハビリの専従者として届け出ることは可能である。
施設基準	専用の機能訓練室（少なくとも、病院については、内法による測定で30m^2以上、診療所については、内法による測定で20 m^2以上）を有している。専用の機能訓練室は、当該療法を実施する時間帯以外の時間帯において、他の用途に使用することは差し支えない。また、当該療法を実施する時間帯に、他の疾患別リハビリ、障害児（者）リハビリ又はがん患者リハビリを同一の機能訓練室で行う場合には、それぞれの施設基準を満たしていれば差し支えない。それぞれの施設基準を満たす場合とは、例えば、心大血管疾患リハビリと脳血管疾患等リハビリを同一の時間帯に実施する場合には、機能訓練室の面積は、それぞれのリハビリの施設基準で定める面積を合計したもの以上である必要があり、必要な器械・器具についても、兼用ではなく、それぞれのリハビリ専用のものとして備える必要がある。	
リハ料	205点	105点
	入院中のものに対してリハビリを行った場合は、治療開始日から起算して30日の間に限り、早期リハビリ加算として、1単位につき30点を所定点数に加算する。 入院中のものに対してリハビリを行った場合は、治療開始日から起算して14日の間に限り、初期加算として、1単位につき45点を更に所定点数に加算する。 初期加算の算定においては、当該保険医療機関にリハビリ科の常勤の医師が1名以上配置されている。	
算定日数上限	治療開始日から150日 必要があって治療開始日から150日を超えてリハビリを行った場合は、1月13単位に限り算定できるものとする。	
対象患者	(1)急性心筋梗塞、狭心症発作その他の急性発症した心大血管疾患又はその手術後の患者。 (2)慢性心不全、末梢動脈閉塞性疾患その他の慢性の心大血管疾患により、一定程度以上の呼吸循環機能の低下及び日常生活能力の低下を来たしている患者	

（上月正博：心臓リハビリテーションより一部改変）

(別紙様式21の4)

リハビリテーション 実施計画書

ID:　　　　　　　　評価日(開始日):　　年　　月　　日

患者氏名:　　　　　　男・女　　生年月日　　年　　月　　日(　　歳)

主治医・説明医師:	リハ担当医:	看護師:
理学療法士:	他職種(　　　　)	

診断名		合併症	
入院日	年　月　日	発症日	年　月　日(頃)
手術日	年　月　日	治療法(術式)	
冠危険因子(既往歴)	□高血圧 □脂質異常症 □糖尿病 □高尿酸血症 □慢性腎臓病(CKD) □肥満 □喫煙 □陳旧性心筋梗塞 □狭心症 □家族歴 □その他(　　　　)		

活動時のリスク	心機能	□正常 □低下(EF　　%)	関節可動域制限	□無 □有(　　　)
	不整脈	□無 □有(　　　)	虚血(残存狭窄)	□無 □有(　　　)
	その他			

日常生活(病棟)の自立度(実際に行っている活動)	
安静度	□ベッド上 □車椅子 □室内歩行 □病棟内歩行 □院内歩行 □屋外歩行
起居	□自立 □監視下 □介助　※備考:(　　　)
歩行(移動)	□自立 □監視下 □介助 □未実施　※備考:□歩行 □杖・歩行器 □車椅子 □ストレッチャー
ベッドから車椅子(ストレッチャー)への移乗	□自立 □監視下 □介助 □未実施　※備考:(　　　)
食事	□自立 □監視下 □介助 □未実施　※備考:(　　　)
更衣	□自立 □監視下 □介助　※備考:□点滴有 □点滴無 □その他(　　　)
排泄(排尿)	□自立 □監視下 □介助　※備考:□車椅子トイレ □ポータブルトイレ □ベット上 □尿バルーン留置 □その他(　　　)
排泄(排便)	□自立 □監視下 □介助　※備考:□車椅子トイレ □ポータブルトイレ □ベット上
清潔	□自立 □監視下 □介助　※備考:□入浴 □シャワー □洗髪 □清拭
コミュニケーション(意思伝達)	□成立 □やや困難 □困難　※備考:(　　　)

環境	□独居 □同居(　　　) □一戸建 □集合住宅	居住階(　)階:エレベーター □無 □有	
職業	□無職 □家事 □事務仕事 □肉体仕事	職種・通勤方法等	

再発予防・健康維持のための目標	□病気への理解 □内服管理 □食事管理 □運動習慣の獲得 □体力向上 □禁煙 □その他(　　　)
本人・家族の希望・目標	

運動目標・方針(負荷試験)と運動内容(以下、チェックした項目を順に行っていく予定)			
開始日(起算日)	年　月　日	予定期間	
運動目標・方針(負荷試験)	□立位・ベット周囲歩行 □50m歩行 □100m歩行 □200m歩行 □500m歩行 □(　)m歩行 □トレッドミル運動負荷試験 □自転車エルゴメータ運動負荷試験 □6分間歩行試験 □その他(　　　)　※備考:(　　　)		
運動内容・処方	□呼吸訓練 □ストレッチ □筋力増強 □日常生活動作 □歩行 □自転車 □その他(　　　) ※運動処方:(　　　)		

上記について説明を受けました。　　年　　月　　日

本人・家族氏名

(別紙様式21の5)

リハビリテーション実施計画書

ID　　患者氏名　　男・女　　生年月日(明・大・昭・平・西暦)　　年　　月　　日

平成・西暦　　年　　月　　日(　　回目・　　ヶ月目)

診断名:
発症日:　　　(頃)・手術日:
治療内容(術式):
合併症:
冠危険因子(既往):□高血圧症 □脂質異常症 □糖尿病 □喫煙
□肥満 □高尿酸血症 □慢性腎臓病(CKD) □家族歴 □狭心症
□陳旧性心筋梗塞 □他(　　　)

標準体重　　kg　目標血圧　　/　　mmHg
現在の体重　　kg　BMI(18.5〜24.9)　　kg/m²
現在の血圧(又は家庭血圧)　　/　　mmHg

血液検査結果
□HbA1c(6.5%未満)　　%
□LDLコレステロール(100mg/dl未満)　　mg/dl
□HDLコレステロール(40mg/dl以上)　　mg/dl
□中性脂肪(TG:150mg/dl以下)　　mg/dl
□BNP　　pg/ml
□他(　　　)

心機能:左室駆出率(EF)【正常・低下】　　%
他所見(　　　)

ADL □車椅子【自立・他人操作】 □介助歩行 □杖歩行
□屋内歩行 □屋外歩行 □他(　　　)

環境 □独居 □同居(　　　) 家族の協力体制【あり・困難】
□一戸建【平屋・2階以上】
□集合住宅　　階居住、エレベーター【有・無】
□その他(　　　)

社会復帰 □無職 □家事 □休職中 □発症後退職 □退職予定
□転職 □転職予定 □発症後配置転換 □現職復帰
・職種/業務内容/通勤方法(　　　)

本人・家族の希望・回復への目標

再発予防・健康維持のための目標
□病気への理解 □体力向上 □食事管理 □内服管理
□運動習慣の獲得 □禁煙 □他(　　　)

運動負荷試験結果(運動処方)
運動耐容能【良好・低下】(健常人の　　%:　　METs)
運動処方(脈拍・血圧):　　bpm　　/　　mmHg
自転車　　W　　分　　回/週
歩行　　km/h　　分　　回/週
その他注意事項(　　　)

再発防止に対する理解と支援・指導の必要性
『自己検脈』　□できる　□要指導
『家庭血圧・体重測定』　□実施している　□要支援
『自分に合った運動』　□理解している　□実践している　□要支援
『適切な食事・摂取量』　□理解している　□実践している　□要支援
『正しい服薬』　□理解している　□服薬忘れなし　□要支援
『薬の管理』　□自分　□家族(　　)　□他人(　　)
『自身の病気』　□不安がない　□不安がある
『日常生活活動・復職』　□不安がない　□不安がある
『余暇・社会活動』　□理解している　□実践している　□要支援
『睡眠』　□良好　□不良【入眠障害・中途覚醒・他　)】
『タバコ』　□禁煙　□受動喫煙　□喫煙(　　本)　□要支援
『症状出現時の対処法』　□理解している　□要指導
『　　　』□(　　)□(　　)
『　　　』□(　　)□(　　)

多職種による再発予防への取り組み
(支援・指導が必要な項目にチェックをつける)

□『運動・日常生活動作について』
担当者/職種:
□呼吸訓練 □ストレッチ □筋力増強 □ADL訓練 □歩行
□自転車 □他(　　　)

□『食事について』
担当者/職種:
コメント(　　　)

□『お薬について』
担当者/職種:
コメント(　　　)

□『　　　』
担当者/職種:
コメント(　　　)

□『　　　』
担当者/職種:
コメント(　　　)

今後の運動療法継続について
□当院にて □自宅にて □他施設にて(　　　)
今後の検査・期間等について

本人・家族氏名
医師:　　　理学療法士:
看護師:　　　他職種(　　　):

(別紙様式23の4)

リハビリテーション総合実施計画書

ID　　　　患者氏名　　　　男・女

生年月日(明・大・昭・平・西暦)　　年　　月　　日　　歳

評価日:平成・西暦　　年　　月　　日(　　回目・　　ヶ月目)

診断名:
発症日:　　　(頃)・手術日:
治療内容(術式):
合併症:
冠危険因子(既往):□高血圧症 □脂質異常症 □糖尿病 □肥満 □高尿酸血症 □家族歴 □喫煙
□慢性腎臓病(CKD) □狭心症 □陳旧性心筋梗塞 □他(　　　)

標準体重　　kg:現在の体重　　kg:BMI(18.5〜25.9)　　kg/m²
目標血圧　　/　　mmHg　現在の血圧(又は家庭血圧)　　/　　mmHg

血液検査結果
□HbA1c　　%　□LDL-C　　mg/dl
□HDL-C　　mg/dl　□中性脂肪　　mg/dl
□他(　　　)

心機能　□左室駆出率(EF)【正常・低下】　　%
□他(　　　)

身体機能:
□関節可動域制限(部位:　　□疼痛(部位:
□筋力低下(部位:　　□バランス障害(
□他(

運動負荷試験結果(運動処方)
運動耐容能【良好・低下】(健常人の　　%:　　METs)
運動処方(脈拍・血圧):　　bpm　　/　　mmHg
自転車　　W　　分　　回/週
歩行　　km/h　　分　　回/週
他注意事項:

今後の運動療法継続について
□当院にて □自宅にて □他施設にて(　　　)
今後の検査・期間等について

説明日:平成・西暦　　年　　月　　日　本人・家族氏名
医師:　　　　理学療法士:
看護師:　　　　他職種(　　　):

参加 □無職 □家事 □休職中 □発症後退職 □退職予定
□転職 □転職予定 □配置転換 □現職復帰
・職種/業務内容/通勤方法等(
・余暇・社会活動等(
具体的目標とそのアプローチ:

活動 □ADL □車椅子【自立・他人操作】 □介助歩行 □杖歩行 □屋内歩行 □屋外歩行
□階段昇降 □他(　　　)
□入浴 □入浴 □半身浴 □シャワー浴 □他(　　　)
□コミュニケーション □問題なし □問題あり(　　　)
□他(　　　)
具体的目標とそのアプローチ:

環境 □独居 □同居(　　　)、家族の協力体制【あり・困難】
□一戸建【平屋・2階以上】 □集合住宅　　階居住、エレベーター【あり・なし】
□その他
具体的目標とそのアプローチ:自宅改造/福祉機器【要・不要】 介護保険サービス【要・不要】

心理 ・自身の病気に対する不安 □なし □あり(具体的に:　　　)
・日常社会活動に対する不安 □なし □あり(具体的に:　　　)
・睡眠 □良好 □不良【入眠障害・中途覚醒・他(　　　)
・食欲 □良好 □減退
具体的目標とそのアプローチ:

第三者の不利(発病による家族の社会生活変化や健康/心理問題の発生)
□なし □あり(具体的に:　　　)
具体的目標とそのアプローチ:家族の役割/社会活動変化の必要性の有無

再発予防・健康維持・回復のための目標
□病気の理解 □体力向上 □食事管理 □内服管理 □運動習慣の獲得 □禁煙 □他(　　　)

再発防止に対する理解と支援・指導の必要性
『自己検脈』　□できる　□要指導
『家庭血圧・体重測定』　□実施している　□要支援
『自分に合った運動』　□理解している　□実践している　□要支援
『適切な食事・摂取量』　□理解している　□実践している　□要支援
『正しい服薬』　□理解している　□服薬忘れなし　□要支援
『薬の管理』　□自分　□家族(　　)　□他人)
『タバコ』　□禁煙　□受動喫煙　□喫煙(　　本)　□要支援
『症状出現時の対処法』　□理解している　□要指導
他『　　　』　□(　　)□(　　)□(　　)

本人・家族の希望

2014 年度診療報酬改定
心大血管疾患リハビリテーション料

H 000　心大血管疾患リハビリテーション料
1　心大血管疾患リハビリテーション料（Ⅰ）（1 単位）205 点
2　心大血管疾患リハビリテーション料（Ⅱ）（1 単位）105 点

注 1　別に厚生労働大臣が定める施設基準に適合しているものとして地方厚生局長等に届け出た保険医療機関において，別に厚生労働大臣が定める患者に対して個別療法であるリハビリテーションを行った場合に，当該基準に係る区分に従って，治療開始日から 150 日以内に限り所定点数を算定する．ただし，別に厚生労働大臣が定める患者について，治療を継続することにより状態の改善が期待できると医学的に判断される場合その他の別に厚生労働大臣が定める場合には，150 日を超えて所定点数を算定することができる．
2　注 1 本文に規定する別に厚生労働大臣が定める患者であって入院中のものに対してリハビリテーションを行った場合は，治療開始日から起算して 30 日の間に限り，早期リハビリテーション加算として，1 単位につき 30 点を所定点数に加算する．
3　別に厚生労働大臣が定める施設基準に適合しているものとして地方厚生局長等に届け出た保険医療機関において，注 1 本文に規定する別に厚生労働大臣が定める患者であって入院中のものに対してリハビリテーションを行った場合は，治療開始日から起算して 14 日の間に限り，初期加算として，1 単位につき 45 点を更に所定点数に加算する．
4　注 1 本文の規定にかかわらず，注 1 本文に規定する別に厚生労働大臣が定める患者に対して，必要があって治療開始日から 150 日を超えてリハビリテーションを行った場合は，1 月 13 単位に限り算定できるものとする．

心大血管疾患リハビリテーション料の算定留意事項
(1) 心大血管疾患リハビリテーション料は，別に厚生労働大臣が定める施設基準に適合しているものとして地方厚生（支）局長に届出を行った保険医療機関において算定するものであり，心機能の回復，当該疾患の再発予防等を図るために，心肺機能の評価による適切な運動処方に基づき運動療法等を個々の症例に応じて行った場合に算定する．なお，関係学会により周知されている「心疾患における運動療法に関するガイドライン」（CirculationJournalVol.66,Supple. Ⅳ，2002：1194）に基づいて実施すること．
(2) 心大血管疾患リハビリテーション料の対象となる患者は，特掲診療料の施設基準等別表第九の四に掲げる対象患者であって，以下のいずれかに該当するものをいい，医師が個別に心大血管疾患リハビリテーションが必要であると認めるものであること．
　ア　急性発症した心大血管疾患又は心大血管疾患の手術後の患者とは，急性心筋梗塞，狭心症，開心術後，大血管疾患（大動脈解離，解離性大動脈瘤，大血管術後）のものをいう．

イ　慢性心不全，末梢動脈閉塞性疾患その他の慢性の心大血管の疾患により，一定程度以上の呼吸循環機能の低下及び日常生活能力の低下を来している患者とは，

（イ）慢性心不全であって，左室駆出率40%以下，最高酸素摂取量が基準値80%以下又はヒト脳性ナトリウム利尿ペプチド（BNP）が80pg/mL以上の状態のもの

（ロ）末梢動脈閉塞性疾患であって，間欠性跛行を呈する状態のものをいう．

(3)心大血管疾患リハビリテーション料の標準的な実施時間は，1回1時間(3単位)程度とするが，入院中の患者以外の患者については，1日当たり1時間（3単位）以上，1週3時間（9単位）を標準とする．

(4) 心大血管疾患リハビリテーションは，専任の医師の指導管理の下に実施することとする．この場合，医師が直接監視を行うか，又は医師が同一建物内において直接監視をしている他の従事者と常時連絡が取れる状態かつ緊急事態に即時的に対応できる態勢であること．また，専任の医師は定期的な心機能チェックの下に，運動処方を含むリハビリテーションの実施計画を作成し，診療録に記載すること．この場合，入院中の患者については，当該療法を担当する医師又は理学療法士，作業療法士及び看護師の1人当たりの患者数は，それぞれ1回15人程度，1回5人程度とし，入院中の患者以外の患者については，それぞれ，1回20人程度，1回8人程度とする．

(5) 当該リハビリテーションと他の疾患別リハビリテーション及び集団コミュニケーション療法を同一の従事者が行う場合，心大血管疾患リハビリテーションに実際に従事した時間20分を1単位としてみなした上で，他の疾患別リハビリテーション等の実施単位数を足した値が，従事者1人につき1日18単位を標準とし，週108単位までとする．

(6) 心大血管疾患リハビリテーション料の所定点数には，心大血管疾患リハビリテーションに付随する区分番号「D208」に掲げる心電図検査，区分番号「D209」に掲げる負荷心電図検査及び区分番号「D220」に掲げる呼吸心拍監視，新生児心拍・呼吸監視，カルジオスコープ（ハートスコープ），カルジオタコスコープの費用が含まれる．

(7) 標準的算定日数を超えた患者については，「注4」に規定するとおり，1月に13単位に限り心大血管疾患リハビリテーション料の所定点数を算定できる．なお，その際，入院中の患者以外の患者にあっては，介護保険によるリハビリテーションの適用があるかについて，適切に評価し，患者の希望に基づき，介護保険によるリハビリテーションサービスを受けるために必要な支援を行うこと．ただし，特掲診療料の施設基準等別表第九の八に掲げる患者であって，別表第九の九に掲げる場合については，標準的算定日数を超えた場合であっても，標準的算定日数内の期間と同様に算定できるものである．なお，その留意事項は以下のとおりである．

ア　特掲診療料の施設基準等別表第九の八第一号に規定する「その他別表第九の四から別表第九の七までに規定する患者であって，リハビリテーションを継続して行うことが必要であると医学的に認められるもの」とは，別表第九の四から別表第九の七までに規定する患者であって，リハビリテーションを継続することにより状態の改善が期待できると医学的に認められる者を

いうものである.

イ　特掲診療料の施設基準等別表第九の八に規定する「加齢に伴って生ずる心身の変化に起因する疾病の者」とは，要介護状態又は要支援状態にある40歳以上の者であって，その要介護状態又は要支援状態の原因である身体上又は精神上の障害が，介護保険法第7条第3項第2号に規定する特定疾病によって生じたものであるものをいう.

(8)「注2」に掲げる加算は，当該施設における心大血管疾患に対する治療開始後早期からのリハビリテーションの実施について評価したものであり，入院中の患者に対して1単位以上の個別療法を行った場合に算定できる．また，訓練室以外の病棟等（ベッドサイドを含む.）で実施した場合においても算定することができる.

(9)「注3」に掲げる加算は，当該施設における心大血管疾患に対する治療開始後，より早期からのリハビリテーションの実施について評価したものであり，入院中の患者に対して「注2」に掲げる加算と別に算定することができる.

(10)「注4」に掲げる標準的算定日数を超えてリハビリテーションを継続する患者について，月の途中で標準的算定日数を超える場合においては，当該月における標準的算定日数を超えた日以降に実施された疾患別リハビリテーションが13単位以下であること.

(11) 訓練を実施する場合，患者一人につき概ね3平方メートル以上の面積を確保すること.

心大血管疾患リハビリテーション料（Ⅰ）　施設基準

1 心大血管疾患リハビリテーション料（Ⅰ）に関する施設基準

(1) 届出保険医療機関（循環器科又は心臓血管外科を標榜するものに限る．以下この項において同じ.）において，循環器科又は心臓血管外科の医師が，心大血管疾患リハビリテーションを実施している時間帯において常時勤務しており，心大血管疾患リハビリテーションの経験を有する専任の常勤医師が1名以上勤務していること．なお，この場合において，心大血管疾患リハビリテーションを受ける患者の急変時等に連絡を受けるとともに，当該保険医療機関又は連携する保険医療機関において適切な対応ができるような体制を有する.

(2) 心大血管疾患リハビリテーションの経験を有する専従の常勤理学療法士及び専従の常勤看護師が合わせて2名以上勤務していること又は専従の常勤理学療法士もしくは専従の常勤看護師のいずれか一方が2名以上勤務していること．また，必要に応じて，心機能に応じた日常生活活動に関する訓練等の心大血管リハビリテーションに係わる経験を有する作業療法士が勤務していることが望ましい．ただし，いずれの場合であっても，2名のうち1名は専任の従事者でも差し支えないこと．また，これらの者については，ADL機能向上等体制加算，回復期リハビリテーション病棟入院料及び地域包括ケア病棟入院料を算定する病棟並びに地域包括ケア入院医療管理料を算定する病室を有する病棟の配置従事者との兼任はできないが，心大血管疾患リハビリテーションを実施しない時間帯において，他の疾患別リハビリテーション，障害児（者）リハビリテーション及びがん患者リハビリテーションに従事することは差し支えない．また，心大血管疾患リハビリテーションとその他のリハビリテーションの実施日・時間が異なる場合にあっては，別のリハビリテーションの専従者として届け出ることは可能である．

(3) 専用の機能訓練室（少なくとも，内法による測定で病院については30平方メートル以上，診療所については，内法による測定で20平方メートル以上）を有していること．専用の機能訓練室は，当該療法を実施する時間帯以外の時間帯において，他の用途に使用することは差し支えない．また，当該療法を実施する時間帯に，他の疾患別リハビリテーション，障害児（者）リハビリテーション又はがん患者リハビリテーションを同一の機能訓練室で行う場合には，それぞれの施設基準を満たしていれば差し支えない．それぞれの施設基準を満たす場合とは，例えば，心大血管疾患リハビリテーションと脳血管疾患等リハビリテーションを同一の時間帯に実施する場合には，機能訓練室の面積は，それぞれのリハビリテーションの施設基準で定める面積を合計したもの以上である必要があり，必要な器械・器具についても，兼用ではなく，それぞれのリハビリテーション専用のものとして備える必要がある．

(4) (3) の内法の規定の適用については，平成27年4月1日からとすること．また，平成26年3月31日において，現に当該リハビリテーション料の届け出を行っている保険医療機関については，当該機能訓練室の増築又は全面的な改築をおこなうまでの間は，（3）の内法の規定を満たしているものとする．

(5)　専用の機能訓練室には，当該療法を行うために必要な以下の器械・器具を備えている．

ア　酸素供給装置

イ　除細動器

ウ　心電図モニター装置

エ　トレッドミル又はエルゴメータ

オ　血圧計

カ　救急カート

また，当該保険医療機関内に以下の器械を備えている．

運動負荷試験装置

(6) リハビリテーションに関する記録（医師の指示，運動処方，実施時間，訓練内容，担当者等）は患者ごとに一元的に保管され，常に医療従事者により閲覧が可能である．

(7) 定期的に担当の多職種が参加するカンファレンスが開催されている．

(8) 届出保険医療機関又は連携する別の保険医療機関（循環器科又は心臓血管外科を標榜するものに限る．以下この項において同じ．）において，緊急手術や，緊急の血管造影検査を行うことができる体制が確保されている．

(9) 届出保険医療機関又は連携する別の保険医療機関において，救命救急入院料又は特定集中治療室管理料の届出がされており，当該治療室が心大血管疾患リハビリテーションの実施上生じた患者の緊急事態に使用できる．

2 初期加算に関する施設基準

当該保険医療機関にリハビリテーション科の常勤の医師が1名以上配置されている.

3 届出に関する事項

(1) 心大血管疾患リハビリテーション料（Ⅰ）の施設基準に係る届出は，別添2の様式41を用いること.

(2) 当該治療に従事する医師，理学療法士，作業療法士及び看護師の氏名，勤務の態様（常勤・非常勤,専従・非専従,専任・非専任の別）等について別添2の様式44の2を用いて提出すること.

(3) 当該治療が行われる専用の機能訓練室の配置図及び平面図を添付する.

1 心大血管疾患リハビリテーション料（Ⅱ） 施設基準

1 心大血管疾患リハビリテーション料（Ⅱ）に関する施設基準

(1) 届出保険医療機関（循環器科又は心臓血管外科を標榜するものに限る．以下この項において同じ.）において,循環器科又は心臓血管外科を担当する常勤医師又は心大血管疾患リハビリテーションの経験を有する常勤医師が1名以上勤務している.

(2) 心大血管疾患リハビリテーションの経験を有する専従の理学療法士又は看護師のいずれか1名以上が勤務していること．また，必要に応じて，心機能に応じた日常生活活動に関する訓練等の心大血管リハビリテーションに係わる経験を有する作業療法士が勤務していることが望ましい．ただし，専従者については，ADL機能向上等体制加算，回復期リハビリテーション病棟入院料及び地域包括ケア病棟入院料を算定する病棟並びに地域包括ケア入院医療管理料を算定する病室を有する病棟の配置従事者との兼任はできないが，心大血管疾患リハビリテーションを実施しない時間帯において，他の疾患別リハビリテーション，障害児（者）リハビリテーション及びがん患者リハビリテーションに従事することは差し支えない．また，心大血管疾患リハビリテーションとその他のリハビリテーションの実施日･時間が異なる場合にあっては,別のリハビリテーションの専従者として届け出ることは可能である.

(3) 専用の機能訓練室（少なくとも，病院については，内法による測定で30平方メートル以上，診療所については，内法による測定で20平方メートル以上）を有していること．専用の機能訓練室は，当該療法を実施する時間帯以外の時間帯において，他の用途に使用することは差し支えない．また，当該療法を実施する時間帯に，他の疾患別リハビリテーション，障害児（者）リハビリテーション又はがん患者リハビリテーションを同一の機能訓練室で行う場合には，それぞれの施設基準を満たしていれば差し支えない．それぞれの施設基準を満たす場合とは，例えば，心大血管疾患リハビリテーションと脳血管疾患等リハビリテーションを同一の時間帯に実施する場合には，機能訓練室の面積は，それぞれのリハビリテーションの施設基準で定める面積を合計したもの以上である必要があり，必要な器械・器具についても，兼用ではなく，それぞれのリハビリテーション専用のものとして備える必要がある.

(4) (3) の内法の規定の適用については，平成 27 年 4 月 1 日からとすること．また，平成 26 年 3 月 31 日において，現に当該リハビリテーション料の届け出を行っている保険医療機関については，当該機能訓練室の増築又は全面的な改築をおこなうまでの間は，（3）の内法の規定を満たしているものとする.

(5) 専用の機能訓練室には，当該療法を行うために必要な以下の器械・器具を備えている.

ア　酸素供給装置

イ　除細動器

ウ　心電図モニター装置

エ　トレッドミル又はエルゴメータ

オ　血圧計

カ　救急カート

また，当該保険医療機関内に以下の器械を備えている.

運動負荷試験装置

(6) リハビリテーションに関する記録（医師の指示，運動処方，実施時間，訓練内容，担当者等）は患者ごとに一元的に保管され，常に医療従事者により閲覧が可能である.

(7) 定期的に担当の多職種が参加するカンファレンスが開催されている.

(8) 届出保険医療機関又は連携する別の保険医療機関（循環器科又は心臓血管外科を標榜するものに限る．以下この項において同じ.）において，緊急手術や，緊急の血管造影検査を行うことができる体制が確保されている.

(9) 届出保険医療機関又は連携する別の保険医療機関において，救命救急入院料又は特定集中治療室管理料の届出がされており，当該治療室が心大血管疾患リハビリテーションの実施上生じた患者の緊急事態に使用できる.

2　初期加算に関する施設基準

当該保険医療機関にリハビリテーション科の常勤の医師が 1 名以上配置されている.

3　届出に関する事項

(1)心大血管疾患リハビリテーション料(Ⅱ)の施設基準に係る届出は，別添 2 の様式 41 を用いる.

(2) 当該治療に従事する医師及び理学療法士，作業療法士又は看護師の氏名，勤務の態様（常勤・非常勤，専従・非専従，専任・非専任の別）等について別添 2 の様式 44 の 2 を用いて提出する.

(3) 当該治療が行われる専用の機能訓練室の配置図及び平面図を添付する.

別表：心大血管疾患リハ対象疾患

別表第九の四　心大血管疾患リハビリテーション料の対象患者

急性心筋梗塞，狭心症発作その他の急性発症した心大血管疾患又はその手術後の患者

慢性心不全，末梢動脈閉塞性疾患その他の慢性の心大血管疾患により，一定程度以上の呼吸循環機能の低下及び日常生活能力の低下を来している患者

別表第九の八

心大血管疾患リハビリテーション料，脳血管疾患等リハビリテーション料，運動器リハビリテーション料及び呼吸器リハビリテーション料に規定する算定日数の上限の除外対象患者

一　失語症，失認及び失行症の患者
　　高次脳機能障害の患者
　　重度の頚髄損傷の患者
　　頭部外傷及び多部位外傷の患者
　　慢性閉塞性肺疾患（COPD）の患者
　　心筋梗塞の患者
　　狭心症の患者
　　回復期リハビリテーション病棟入院料を算定する患者
　　難病患者リハビリテーション料に規定する患者（先天性又は進行性の神経・筋疾患の者を除く。）
　　障害児（者）リハビリテーション料に規定する患者（加齢に伴って生ずる心身の変化に起因する疾病の者に限る。）
　　その他別表第九の四から別表第九の七までに規定する患者であって、リハビリテーションを継続して行うことが必要であると医学的に認められるもの

二　先天性又は進行性の神経・筋疾患の患者
　　障害児（者）リハビリテーション料に規定する患者（加齢に伴って生ずる心身の変化に起因する疾病の者を除く。）

別表第九の九

心大血管疾患リハビリテーション料、脳血管疾患等リハビリテーション料、運動器リハビリテーション料及び呼吸器リハビリテーション料に規定する別に厚生労働大臣が定める場合

一　別表第九の八第一号に規定する患者については、治療を継続することにより状態の改善が期待できると医学的に判断される場合

二　別表第九の八第二号に規定する患者については、患者の疾患、状態等を総合的に勘案し、治療上有効であると医学的に判断される場合

心臓リハチーム医療
先導施設のノウハウとクリニカルパス集

2014年7月18日　発　行
定価　2,500円＋税

編　集　池亀俊美・長山雅俊・大宮一人
監　修　伊東春樹
発行所　特定非営利活動法人　ジャパンハートクラブ
〒151-0053　東京都渋谷区代々木2-23-1
ニューステイトメナー956
TEL　03-6909-7895
FAX　03-6909-7896

印刷所　大昭和印刷株式会社